VUES GÉNÉRALES

SUR

L'ÉTUDE SCIENTIFIQUE ET PRATIQUE

DES DIFFORMITÉS

DU SYSTÈME OSSEUX.

VUES GÉNÉRALES

SUR

L'ÉTUDE SCIENTIFIQUE ET PRATIQUE

DES DIFFORMITÉS

DU SYSTÈME OSSEUX,

EXPOSÉES

A L'OUVERTURE DES CONFÉRENCES CLINIQUES SUR LES DIFFORMITÉS,

A L'HOPITAL DES ENFANS DE PARIS,

le 7 août 1839;

SUIVIES

DU RÉSUMÉ GÉNÉRAL DE LA PREMIÈRE SÉRIE DES CONFÉRENCES CLINIQUES;

PAR

Le Docteur Jules Guérin,

DIRECTEUR DE L'INSTITUT ORTHOPÉDIQUE DE LA MUETTE, CHARGÉ DU SERVICE SPÉCIAL
DES DIFFORMITÉS A L'HOPITAL DES ENFANS MALADES DE PARIS.

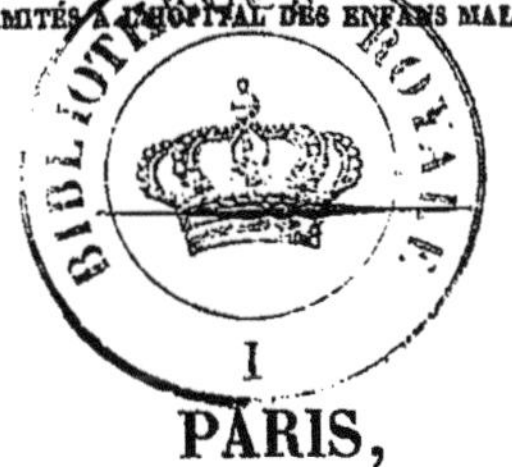

PARIS,

AU BUREAU DE LA GAZETTE MÉDICALE

RUE RACINE, Nº 16, PRÈS DE L'ODÉON.

1840.

IMPRIMERIE DE FÉLIX MALTESTE ET Cie,
Rue des Deux-Portes-Saint-Sauveur, 18.

AVERTISSEMENT.

En publiant ces vues générales, suivies d'un premier résumé de mes conférences cliniques, je me suis proposé deux buts : d'indiquer en peu de mots le sens général de mes recherches, et de mettre le lecteur immédiatement à même de les juger par une application.

Dans ce siècle occupé, où tant de travaux sillonnent en tout sens le terrain de la science, personne ne peut avoir la prétention de frapper assez vivement et assez longtemps les esprits pour les tenir fixés sur les diverses phases de l'évolution d'une œuvre un peu étendue, quelque sérieuse et quelque importante qu'elle puisse être. La multiplicité des travailleurs et la variété des travaux morcellent et distraient nécessairement l'attention. C'est là une nécessité dont il est plus sage d'accepter et d'éluder les conséquences, que d'avoir la prétention de les faire refluer vers leur source. Un des moyens d'atteindre ce but nous a paru être de formuler en peu de mots le plan, les caractéres généraux, et les principaux résultats des travaux, dont les détails nombreux et les développemens lents doivent aboutir, dans un temps plus ou moins éloigné, à la constitution d'une unité déterminée. Ce résumé, en quelque façon anticipé, de ce qui doit être fait, donne au lecteur une clef à l'aide de laquelle il peut vous comprendre en tout temps; reconnaître aux diverses phases de votre idée leur signification relative et absolue; suivre, sans aucun effort, au milieu des distractions et des préoccupations générales, le fil qui renoue ce qui paraît au premier abord disjoint, et marque la série régulière de choses auxquelles un regard superficiel et indifférent ne reconnaît aucune affinité collective. A l'aide de cet artifice, on peut toujours espérer de se faire comprendre, même dans l'isolement où jettent les études spéciales en apparence. Par l'exposé général qui suit, j'ai tâché d'arriver à ce résultat; et, en effet, quiconque prendra la peine de le lire, y verra l'énoncé d'une série de problèmes qui se lient, dépendent l'un de l'autre, ont une signification commune, et convergent tous vers un même but. La série méthodique de ces problèmes a pu d'autant mieux être indiquée, que je les ai résolus pour la plupart, du moins au point de vue de l'idée générale dont ils émanent, et qu'ils tendent à réaliser.

Quant à mon premier résumé clinique, il est là comme

un simple exemple de l'application de quelques-uns des principes énoncés dans les vues générales; offrant lui-même, sous une forme très abrégée, des résultats qui seront présentés avec les développemens convenables dans la publication de la première série de mes conférences (1).

____

(1) La première série de mes conférences paraîtra incessamment.

VUES GÉNÉRALES

SUR

L'ÉTUDE SCIENTIFIQUE ET PRATIQUE

DES

DIFFORMITÉS DU SYSTÈME OSSEUX.

MESSIEURS,

La plupart des personnes qui me font l'honneur d'assister à l'ouverture de ces conférences, malgré le sentiment de bienveillance qui les anime, se défendent peut-être difficilement d'un mouvement de curiosité mêlée de défiance. Elles ne conçoivent pas aisément comment un ordre de faits aussi circonscrit en apparence, aussi peu en rapport avec la science générale des maladies, puisse devenir l'objet d'un enseignement régulier, suivi et fructueux. Ces préventions, je le reconnais, paraissent très fondées au premier abord : personne jusqu'ici n'a rien fait pour les empêcher de se produire. Non seulement personne n'a encore essayé en France ni à l'étranger de remplir la tâche que j'entreprends ; mais c'est à peine si dans nos traités généraux de médecine et de chirurgie quelques pages consacrées aux difformités du système osseux et à l'art de les traiter, accordent à cette branche toute nouvelle une place quelconque dans la science. Je n'ai donc, pour assurer ma marche, ni l'autorité de quelque précédent, ni presque aucune donnée scientifique établie et acceptée ; et de même que le service qui m'est confié est une nouveauté pour l'enseignement clinique, de même l'ordre de faits qu'il offre à notre étude est presque une nouveauté dans la science. En présence de ces circonstances toutes particulières, j'ai dû modifier un peu pour moi et pour les personnes qui me feront l'honneur de venir m'entendre, l'idée qu'on se fait généralement d'un cours clinique, afin, d'une part, de ne pas entreprendre une chose impraticable, et, d'autre part, de ne pas donner moins ou autre chose que ce que j'aurais promis. Un enseignement clinique régulier n'est, dans son caractère propre et essentiel, qu'un exercice d'application ; il suppose la connaissance et l'admission de principes généraux et de règles de pratique déjà fixées. Or, dans la branche de la pathologie dont nous avons à nous occuper, ces principes, ces règles, n'existent point ; et loin de n'avoir qu'à les appliquer, il nous faudra les établir. C'est d'après cette considération que j'ai annoncé, non une *clinique* proprement dite, mais des *conférences,* espérant faire entendre par là que mon but n'est pas seulement de démontrer les résultats pratiques d'une science toute faite, mais plutôt de rechercher, sous vos yeux, de discuter, et, enfin, fixer d'abord la science, ne me servant des faits cliniques que comme des exemples confirmatifs des lois et principes à poser. Dans l'exécution de ce plan, j'aurai besoin de l'attention bienveillante et du concours intellectuel des hommes studieux qui consentiront à entrer avec moi et à me suivre dans cette route; et si souvent j'aurai à les conduire à des résultats peut-être imprévus, et, à ce titre, suspects, je ne négligerai rien, du moins, pour donner à mes démonstrations toute l'exactitude et l'évidence possibles.

J'ai dit que l'état de la science me commandait le plan que je viens de vous indiquer. Quelques mots sur l'histoire de cette branche de la médecine suffiront pour justifier cette assertion.

I.

Cette histoire pourrait être partagée en quatre époques, dont la première offrirait l'enfance de la science; la seconde, l'enfance de l'art; la troisième, le commencement de la période scientifique; et la quatrième, la constitution véritable de la science.

La première époque commence et finit en quelque sorte à Hippocrate; car, pendant des siècles, les Grecs, les Latins et les Arabes n'ont guère fait que le répéter. On n'y trouve que des indications descriptives, grossières et superficielles de quelques faits de difformités, dans leurs apparences les plus évidentes, et c'est à peine si on peut rencontrer quelques prescriptions thérapeutiques.

La seconde époque s'ouvre en France d'une manière assez caractérisée, par Andry, qui donna le premier traité d'ORTHOPÉDIE; car c'est à ce médecin que l'art de guérir les difformités doit ce nom. Ce traité, néanmoins, composé dans le point de vue de la médecine populaire, est dépourvu de toutes considérations d'anatomie et de physiologie, et n'offre que très peu d'intérêt sous le rapport scientifique; il contient des descriptions de moyens mécaniques fort imparfaits ou nuisibles, mais qui signalent le premier effort de l'art. Il importe de remarquer que dès ce moment la thérapeutique des difformités tomba et resta depuis entre les mains de personnes étrangères à la médecine. Toute l'activité des recherches se porta sur l'invention de moyens mécaniques, ce qui semblait autoriser le premier venu à imaginer quelque nouveauté. Lors même que de véritables savans s'occupaient de ces faits, c'était toujours à l'occasion de quelque instrument nouveau dont il s'agissait de justifier le principe et le mécanisme. C'est ainsi que Portal et surtout Scarpa furent conduits l'un et l'autre à étudier certaines difformités. Du reste, de tous les essais et inventions de cette époque, il ne reste guère, sous le point de vue scientifique, que quelques observations de Scarpa sur les déformations des os du pied dans le pied-bot, et, sous le rapport de l'art, que le lit à extension parallèle de

Schreger, attribué à Heine, et le sabot de Venel. Ce qui caractérise donc cette époque, c'est la préoccupation exclusive pour la recherche des moyens mécaniques, et la subordination de toutes les études anatomiques et physiologiques à ce but. Aussi, à cette époque, la connaissance des difformités est à peu près nulle scientifiquement; elle n'a encore aucune généralité, et la pratique ne sort pas d'un empirisme grossier et excessivement circonscrit.

Avec la troisième période commence la science, et avec la science des essais thérapeutiques mieux combinés. Deux Anglais, les docteurs Shaw et Bampfield (1822), publièrent, à l'occasion d'un prix fondé par Hunter, des recherches intéressantes, sur les difformités de l'épine, et sur l'utilité des agens mécaniques fort employés, mais fort mal appréciés et connus. Quelques autres recherches moins importantes, dues à des auteurs anglais et allemands; quelques mémoires plus spéciaux et plus positifs de Paletta et de Dupuytren; enfin, les travaux d'un ordre plus élevé de MM. Geoffroy-Saint-Hilaire et Serres, sur les anomalies de l'organisme, dirigèrent les esprits sérieux vers l'étude des difformités du système osseux. Cependant, c'est par l'ouvrage de Delpech (1828) qu'il faut, je crois, dater le début d'une véritable époque scientifique des difformités. Cet ouvrage est plein de vues, de traits et d'aperçus lumineux, comme tout ce qui est sorti des mains de ce brillant chirurgien. Jeté comme par hasard dans cette étude aussi nouvelle pour lui que pour tous les autres médecins, il y porta l'empreinte de son esprit curieux, original, investigateur et sagace. Il entrevit quelques vérités qu'il effleura sans les pénétrer, et souleva une foule de questions sans les résoudre; il vit et fit connaître une foule de particularités de détail, et remplit les vides par d'ingénieuses hypothèses. Le livre de Delpech résume et absorbe tous les travaux antérieurs; il eut le mérite de mettre le sujet à un point de vue scientifique assez élevé, et de lui faire une large place dans l'anatomie, la physiologie et la pathologie générales. Toutefois, si on examinait aujourd'hui ce livre à la lumière des faits postérieurement acquis, il ne supporterait pas une critique sévère; beaucoup de choses vraies y sont comme en germe; mais il faut, pour en découvrir le sens et l'importance, une clef qui manquait à Delpech lui-même. Il n'avait, sur tout ce qu'il a vu, que ce sentiment vague et confus qui, dans les bons esprits, précède la conviction scientifique et raisonnée; et ses théories n'offrent en dernier résultat rien de précis et de définitif. Je tiens d'autant plus à vous donner une idée exacte des travaux de ce chirurgien, qu'il serait facile d'en exagérer l'importance au moyen d'interprétations plus ou moins heureuses, mais auxquelles Delpech lui-même n'a nullement songé; car, en toutes choses, il faut se garder de croire qu'un auteur ait connu et pénétré toutes les conséquences d'une vérité, parce qu'en passant il en aura effleuré instinctivement le principe. Les vérités scientifiques n'appartiennent qu'à celui qui non seulement les voit, mais qui sait qu'il les voit, et qui en connaît la raison, les détails, le principe, l'enchaînement et les conséquences, à celui, en un mot, qui les démontre et qui en tire toutes les applications dont elles sont susceptibles.

La quatrième époque, enfin, a pour date la promulgation du programme du prix proposé en 1830, par l'Académie des sciences, sur les difformités du système osseux. Ce programme, conçu et rédigé par des hommes éminens, par des savans du premier ordre, et dont quelques-uns avaient sondé la profondeur du sujet, contient une série de questions si complètes, qu'elles épuisent presque la matière. Je crois devoir vous en donner lecture, parce qu'il a servi de texte et imprimé leur direction à la plupart des travaux sérieux entrepris dans ces derniers temps sur ce sujet.

Le 26 juillet 1830, l'Académie publia pour sujet de prix le programme suivant :

« Déterminer, par une série de faits et d'observations authenti-
» ques, quels sont les avantages et les inconvéniens des moyens
» mécaniques ou gymnastiques appliqués à la cure des difformi-
» tés du système osseux. »

Pour ne laisser aucun doute aux concurrens sur la pensée qui avait présidé à ce programme, et sur sa portée scientifique, l'Académie avait joint les développemens qui suivent : l'Académie demandait aux concurrens :

« 1° La description générale et anatomique des principales
» difformités qui peuvent affecter la colonne vertébrale, le
» thorax, le bassin et les membres.

« 2° Les causes connues ou probables de ces difformités, le
» mécanisme suivant lequel elles se produisent ; ainsi que l'in-
» fluence qu'elles exercent sur les fonctions, et particulière-
» ment sur la circulation du sang, la respiration, la digestion
» et les fonctions du système nerveux ;

» 3° De désigner d'une manière précise celles qui peuvent
» être combattues avec espoir de succès par l'emploi des moyens
» mécaniques ; celles qui doivent l'être par d'autres moyens ;
» enfin celles qu'il serait inutile ou dangereux de soumettre à
» aucun genre de traitement ;

» 4° De faire connaître avec soin les moyens mécaniques qui
» ont été employés jusqu'ici pour traiter les difformités, soit
» du tronc, soit des membres, en insistant davantage sur ceux
» auxquels la préférence doit être accordée. »

Dans l'intervalle de la publication de ce programme jusqu'à l'issue du concours, c'est-à-dire depuis 1830 jusqu'à
1837, on ne peut guère citer rien de remarquable, si ce
n'est la pratique de la section du tendon d'Achille, remise
en honneur, et mieux précisée par M. Stromeyer, de Ha-
novre.

Je viens de vous indiquer sommairement, mais exactement, la marche et le progrès de la science des difformités.
Je vais maintenant aborder l'exposition des résultats auxquels mes propres recherches m'ont conduit. Ces résultats
portent sur l'ensemble de l'histoire des difformités du système osseux ; ils comprennent la solution d'un grand nombre de questions d'anatomie, de physiologie, de pathologie.

et de thérapeutique de ces affections. La route que nous avons à parcourir est longue. Mais avant de pénétrer dans les détails, je crois convenable de vous présenter les vues les plus générales qui dominent tout le sujet et qui résument l'esprit et le but de mes travaux.

II.

Je commencerai par vous expliquer ce que j'entends par une DIFFORMITÉ, parce que cette détermination donnera elle-même le fait fondamental sur lequel portent toutes ces recherches.

Une difformité quelconque du système osseux examinée dans son apparence extérieure et dans les parties mêmes du système qui en est le théâtre, n'est qu'une forme anormale résultant d'une altération soit des rapports mutuels des pièces osseuses, soit d'une altération quelconque dans la structure, les dimensions, la situation et la forme de telle portion déterminée du squelette. Toute déviation quelconque de l'ordre normal, soit de forme, soit de rapport, est donc ce qu'on appelle une difformité. Le nom seul indique suffisamment la nature du fait ainsi circonscrit. Mais cette notion, exacte dans un certain sens, est loin de donner la formule complète du fait considéré dans toute sa généralité, dans toutes ses conséquences et dépendances; conséquences et dépendances, qui, étant elles-mêmes intimement et toujours liées au fait primitif, sont une partie inté-

2

grante et essentielle du fait, ou, en d'autres termes, sont le fait lui-même, considéré dans sa totalité et dans tous les élémens qui constituent son unité et sa spécificité. L'idée de la difformité, pour être complète, doit embrasser tout cet ensemble et ne rien laisser en dehors. Ainsi donc, pour moi, une difformité osseuse est un phénomène extrêmement complexe, composé d'élémens très multiples et très variés, mais qui tous, par suite de leur subordination réciproque, par suite de l'identité de la cause qui les tient sous sa dépendance, par suite de leurs co-existence et liaison constante, ne sauraient être considérés isolément sans rompre l'unité totale du fait et le mutiler en quelque sorte. Ces élémens constitutifs consistent non seulement dans les déviations et altérations du système osseux lui-même, mais encore dans les modifications anormales concomitantes des parties qui sont anatomiquement et physiologiquement en rapport plus ou moins immédiat avec la portion déformée de ce système. Ces altérations, quoique étrangères au squelette proprement dit, sont cependant, je le répète, si essentiellement liées à la difformité osseuse, qu'elles ne font pour ainsi dire qu'un corps avec elle ; et ne pouvant subsister isolément, elles ne doivent pas non plus être étudiées séparément. Ce n'est que par une opération purement verbale et pour les besoins de l'esprit qu'on peut, dans l'analyse de ces élémens, les diviser en élémens *propres* ou *primitifs*, et en élémens *accessoires* ou *secondaires*. J'adopterai cependant par la suite cette distinction qui, sans

détruire l'unité que je viens d'établir, peut faciliter l'intelligence des phénomènes. J'ajouterai, pour rendre mon
idée aussi précise que possible, que cet ensemble de faits
qui constituent la DIFFORMITÉ offre dans tous les cas des caractères si individuels et si spéciaux, qu'il est impossible
de la confondre avec les effets produits par une cause traumatique. Une cause traumatique produit aussi, il est vrai,
des déplacemens, des déviations; mais ces effets, considérés dans leur ensemble, n'offrent jamais la physionomie
spécifique des difformités véritables, lesquelles sont congéniales ou acquises, mais toujours anciennes. Le fait de
la difformité en général est donc un fait à part et *sui ge-
neris*, et chacune de ses espèces offre également des caractères tranchés, invariables, tous dépendant de leur
cause, qui permettent de les distinguer et classer d'une
manière sûre et bien déterminée.

Cette première vue, Messieurs, nous conduit immédiatement à des conséquences importantes.

Si, dans toute difformité, non seulement les os, siége le
plus immédiat de l'affection, mais encore tous les tissus et
organes plus ou moins voisins, sont compromis et subissent des altérations correspondantes, il en résulte d'abord
que l'étude de cet ordre de faits présente, sous le rapport
anatomique, un champ extrêmement large et qui dépasse
de beaucoup les limites de la science d'après les idées
reçues jusqu'ici, et je vous en montrerai bientôt par quelques détails la fécondité.

Mais ce n'est pas tout. L'exécution et le mode des fonctions étant liés aux organes, s'il y a dans toute difformité tant d'organes affectés, tant de modifications de forme, de dimension, de direction et de texture des parties, il doit en résulter, outre les lésions directes, dépendantes de l'altération osseuse et locale, des modifications fonctionnelles plus ou moins considérables, qui résultent de la lésion et des rapports nouveaux et divers des instrumens de la fonctionnalité générale et spéciale se continuant dans les conditions anormales de la difformité, ce qui étend encore beaucoup l'horizon de la recherche sous le rapport physiologique. Je vous ferai voir également, par quelques applications, la richesse de ce point de vue.

Et si, d'une part, ces modes fonctionnels nouveaux, établis par la difformité, produisent et entretiennent des états pathologiques plus ou moins graves dans tout l'organisme, et sont une cause permanente de désordres mécaniques, dynamiques et matériels; si, d'autre part, les faits pathologiques de cet ordre ont des causes spéciales, déterminées; s'ils ont un caractère de fixité, de matérialité, qui permet de mieux saisir la relation des causes avec leurs effets, ne sentez-vous pas combien l'étude de ces conditions anormales mérite l'attention du médecin, combien il importe d'en étudier le point de départ, l'enchaînement et toutes les conséquences, ce qui vous donne une pathologie toute spéciale, non moins intéressante sous le rapport de la théorie générale des maladies que sous le rapport pratique.

Enfin, si le fait de la difformité offre toute la complexité anatomique, physiologique et pathologique dont je viens de parler, si la détermination de ces faits permet d'y apporter plus de précision et de rigueur, il est évident que la thérapeutique va s'en ressentir; les indications à remplir seront mieux et plus sûrement formulées, et elles augmenteront tout à coup, à proportion du nombre, de la variété et de l'importance des phénomènes morbides.

Vous voyez, Messieurs, que la seule définition de la difformité, telle que je l'entends, nous donne immédiatement une ANATOMIE, une PHYSIOLOGIE, une PATHOLOGIE et une THÉRAPEUTIQUE spéciales, un immense cadre de recherches à remplir, une foule de problèmes intéressans à résoudre. Je ne veux et ne puis aujourd'hui vous présenter que des résultats généraux; cependant, pour commencer au moins votre conviction sur la valeur des vues précédentes, j'ajouterai à ces déterminations générales quelques développemens qui nous en feront comprendre l'importance.

Toutes les altérations anatomiques qui accompagnent les difformités portent, comme je l'ai dit, sur la généralité des organes, tissus et systèmes. On a donc à les suivre dans les *os*, les *ligamens*, les *muscles*, les *vaisseaux*, les *nerfs*, les *viscères*, et dans l'*organisme entier*, suivant que la difformité occupe une seule portion du squelette, ou qu'elle envahit la totalité du corps.

Chacun de ces élémens organiques éprouve sous l'influence du fait générateur de la difformité des changemens de *forme*, de *dimension*, de *direction*, de *texture*. Ainsi, pour les *os*, indépendamment des changemens qui constituent la forme extérieure et apparente de la difformité, on observe constamment, entre autres phénomènes, une tendance à l'atrophie, à une diminution de longueur et de volume, et une tendance à la transformation graisseuse, de la portion du squelette primitivement lésée. Voici, comme exemple de ces altérations, le fémur d'une luxation congéniale, et une déviation de l'épine prononcée et ancienne; le premier est de près de deux pouces moins long que celui du côté opposé : il est beaucoup plus mince et son tissu est notablement graisseux. Les vertèbres de cette colonne déviée offrent les mêmes particularités : plusieurs vertèbres sont atrophiées, et la colonne entière est plus courte qu'à l'état normal.

Quant aux *muscles*, on les voit, dans toutes les difformités qui déplacent leurs points d'insertion, changer de direction, de forme, de consistance, et ces modifications sont si étroitement subordonnées à la difformité de la charpente osseuse, que cette difformité étant donnée, on peut déterminer l'état du système musculaire. Le plus général de ces faits consiste en ce que « les muscles placés entre deux points dont les rapports ont changé, tendent à proportionner exactement leur longueur à l'espace compris entre ces deux points, à se raccourcir, si les points sont anormalement rapprochés. » Un autre fait non moins général, c'est la transformation de texture que subissent les muscles ; suivant qu'ils sont comprimés et frappés d'inertie, ou qu'ils éprouvent des tractions exagérées. Dans le premier cas, ils deviennent graisseux, dans le second fibreux et à tous les degrés. Vous avez sous les yeux, dans ces anciennes courbures rachitiques et dans ces préparations anatomiques de déviations de l'épine, la réunion de ces diverses altérations.

Le système *ligamenteux* éprouve des transformations analogues aux deux tissus précédens, par suite de sa texture intermédiaire à celle des deux autres : comme les muscles, les ligamens se déplacent et se raccourcissent entre leurs points d'insertion rapprochés ; au repos, ils s'ossifient.

Le système *sanguin* offre des particularités extrêmement remarquables, soit qu'on l'examine dans les artères ou dans les veines.

Ainsi, les *artères* de la portion déviée du squelette et particulièrement dans les grandes déviations de la colonne et des membres, comme en voici des exemples, ne se raccourcissent point comme les muscles, et loin de se tendre comme ceux-ci en ligne droite entre les points extrêmes des espaces qu'elles parcourent, comme pour former la corde des courbures, elles suivent au contraire ces courbures et se proportionnent à la longueur de la ligne qu'elles décrivent. Quand elles sont libres, elles s'infléchissent et se contournent en divers sens, de manière à compenser par ces flexuosités la diminution de leur trajet normal. C'est dans les carotides, l'aorte et dans les iliaques, pour les cas de déviations considérables de l'épine, que se manifeste surtout cette loi. Voilà pour la dimension et la longueur des artères; mais leur diamètre ou calibre offre aussi des changemens notables. Dans les difformités anciennes, leur calibre diminue quelquefois des deux tiers. Ainsi que vous le voyez, sur ce sujet atteint de luxation ancienne du fémur gauche, l'artère iliaque primitive du côté luxé n'a plus que le diamètre d'une plume à écrire. Une circonstance non moins remarquable, enfin, dont vous avez un bel exemple sous vos yeux, dans un cas de déviation très prononcée de la colonne, c'est la dilatation des parois artérielles au niveau de la convexité de leurs inflexions.

Les *veines* subissent des changemens analogues à ceux des artères, mais quant à la direction seulement; car sous le rapport du calibre et du développement, elles se comportent en sens inverse des artères; je veux dire qu'au lieu de se rétrécir, leur diamètre augmente sensiblement, ainsi que vous le voyez sur plusieurs préparations placées sous vos yeux, et qu'en outre la masse totale du système veineux est notablement augmentée.

Ces diverses modifications des systèmes vasculaires, sans parler d'autres moins importantes, expliquent, d'un côté, par la prédominance marquée et le développement exagéré du système veineux, la teinte violacée des parties atteintes de difformités anciennes, et la dégénérescence graisseuse de tous les tissus en général, chez les individus portant de fortes déviations de l'épine, dégénérescence si profonde, que même après plusieurs années les squelettes de ces individus suintent encore une matière huileuse qui est en quelque sorte intarissable; et d'un autre côté, par suite de la réduction générale du système artériel, l'abaissement de la température et l'atrophie des parties difformes.

Le système *nerveux* offre des particularités non moins intéressantes. Un des changemens les plus constans est celui qu'affecte la direction des cordons nerveux, qui tendent, ainsi que les muscles, mais à un degré moindre, à se diriger en ligne droite entre les points extrêmes de leur trajet rapprochés par la difformité. C'est ainsi que fait la moelle épinière, surtout dans les fortes et anciennes déviations de l'épine, ou elle finit par se creuser, dans le canal vertébral, un canal supplémentaire correspondant aux points où elle presse : le canal vertébral mis à découvert dans cette colonne vous en offre un bel exemple. Il en est de même des grands cordons nerveux des membres, tels que les nerfs sciatiques et cruraux. Cette tendance générale des nerfs à se raccourcir, analogue à celle que nous ont montrée les systèmes musculaire et fibreux, tient, je pense, à la structure du névrilème, qui est également fibreuse.

Quant aux *viscères*, leurs altérations ne sont ni moins nombreuses ni moins importantes ; elles sont toutes subordonnées primitivement à la déformation des cavités qui les contiennent, et consécutivement aux effets de cette déformation considérée dans sa continuité d'action sur tous les produits fonctionnels de l'économie. Ainsi, la cavité thoracique peut prendre, sous l'influence du dérangement de ses pièces composantes, six formes différentes, d'où résultent des déplacemens correspondans des organes circulatoires et respiratoires. Ainsi, le cœur peut être déplacé à droite, à gauche, en avant, en arrière, en haut, en bas. Le foie, pouvant être déplacé lui-même par le déplacement des côtes, exerce aussi une grande influence sur la position du cœur par l'intermédiaire de la veine-cave. Cette veine elle-même et les autres gros vaisseaux subissent le contre-coup des déplacemens de tous les viscères, et affectent les directions les plus anormales. L'estomac éprouve des changemens analogues. Les poumons sont souvent, non seulement déplacés, mais réduits de volume, et leur tissu passe successivement de l'état d'engouement à la carnification, à la splénisation, à l'induration, et même quelquefois se transforme en une substance fibro-celluleuse. Les reins, les ovaires, l'utérus, offrent aussi des altérations particulières. Ainsi, comme vous le voyez, aucun viscère important n'échappe à l'influence d'une forte difformité des cavités qui les contiennent.

Ces ensembles d'altérations matérielles des tissus et des viscères de l'économie constituent, ainsi que je vous l'ai dit, une anatomie spéciale, dont je ne veux vous indiquer en ce moment que les traits les plus généraux. Ces indications suffisent, je pense, pour justifier l'idée que j'ai cherché à vous donner du haut intérêt de l'étude approfondie des difformités sous le rapport anatomique. En effet, l'énoncé des résultats généraux qui précède n'établit pas seulement que dans ces difformités les organes et les tissus changent de forme, de dimension, de rapports et de consistance, çe qui constitue déjà une anatomie graphique spéciale; mais plusieurs des faits cités le sont avec leurs rapports de causalité, avec l'indication des circonstances où ils s'observent, et des effets qu'ils produisent. Ces trois termes dépassent la notion graphique, et donnent déjà à l'anatomie des difformités le caractère d'une véritable science. On n'en peut pas toujours dire autant de l'anatomie normale. Les faits anatomiques me conduisent aux faits physiologiques, c'est-à-dire, les instrumens aux fonctions.

Vous concevez que des désordres si multiples et si considérables de la charpente osseuse, soit du tronc, soit des membres et des organes qui en dépendent, doivent inévitablement entraîner des modifications fonctionnelles correspondantes. Voyez ce qui se passe depuis le simple pied-bot jusqu'à la déviation de l'épine la plus prononcée. De part et d'autre c'est toujours un changement de direction, de dimension, de forme, des parties, et un changement de rapport des parties entre elles; d'où naissent, pour l'exercice de la fonction dans l'état de difformité, des conditions toutes différentes de celles qui sont établies pour l'état normal. Tout sujet difforme, atteint de pied-bot ou de déviation, marche, se meut, respire; la circulation, la nutrition, l'inervation, la vie en un mot, continuent à s'exécuter chez lui, puisqu'il fonctionne et vit avec sa difformité; mais comment ses fonctions s'exécutent-elles? avec des os qui changent la direction et le mode d'action des muscles; avec des articulations qui se meuvent différemment et dans des sens différens du sens normal; avec des muscles qui s'insèrent sur des leviers modifiés, et suivant des angles d'insertion différens; avec une cavité thoracique qui n'a plus la forme normale, et par conséquent avec des poumons, un cœur et des vaisseaux, dont la forme, les dimensions, la direction, la texture et les rapports, ne sont plus ceux que vous connaissiez : or, que résulte-t-il de cet ensemble de faits physiologiques? évidemment, qu'ils constituent des faits à part, ayant leurs élémens, leur mécanisme, leurs lois, leur influence et leurs produits à part: en un mot, c'est un organisme différent, ayant une respiration, une circulation, une digestion, une nutrition, une locomotion, une inervation, une intelligence différentes; et par conséquent formant le domaine d'une physiologie spéciale, entièrement neuve, des plus intéressantes et non moins instructive, comme vous le verrez tout-à-l'heure, que la physiologie normale. Car, qu'il me soit permis de vous le faire remarquer, Messieurs, je n'en suis plus à la considération théorique et abstraite de ces faits; je crois être parvenu, non seulement à les déterminer pour la plupart dans leur phénoménalité multiple, complexe et variée, mais aussi à établir leurs causes et leurs lois. Quelques résultats généraux que j'aurai occasion de vous citer tout-à-l'heure vous montreront jusqu'où j'ai pu pénétrer dans cette étude, et l'ordre de vérités qu'elle est susceptible de dévoiler.

Cette physiologie anormale nous conduit immédiatement à une pathologie toute particulière dont l'étude des difformités donne seule des exemples. Ici l'ordre physiologique et l'ordre pathalogique semblent se confondre; mais on peut encore les séparer et faire à la pathologie une part exclusive en considérant surtout le *quomodo* des difformités, c'est-à-dire le mécanisme à l'aide duquel les causes pathologiques les produisent et les entretiennent. En pathologie, comme dans toute science véritablement constituée, la notion de la causalité est l'élément le plus fécond et le plus essentiel, car dès qu'on connait la cause véritable d'un fait on en sait bientôt tout ce qu'on en peut savoir, et tant qu'on ignore cette cause, on n'a que des aperçus vagues, empiriques et tout-à-fait insuffisans. Cependant, en pathologie, il est rare, comme vous savez, de pouvoir arriver à cette détermination fondamentale qui est la clef de tout; mais dans l'histoire des difformités nous sommes assez heureux pour pouvoir l'atteindre. L'étiologie des difformités étant une fois précisée, toute leur histoire ultérieure se dévoile avec une clarté et une conséquence telles, que leur complication apparente, et au premier abord inextricable, disparait; le phénomène total devient aussi simple pour l'esprit qu'il l'est dans la réalité. J'ai établi ailleurs, conformément à ce principe, que les causes essentielles des difformités possèdent une telle spécificité d'action, que chacune de ces causes se traduit par une série d'effets et de caractères tels, qu'on peut toujours, d'après la physionomie de la difformité, indiquer a *posteriori* sa cause, et réciproquement déterminer à *priori* par sa cause la physionomie de la difformité.

C'est en me fondant sur ce point de vue que j'établis pour chaque espèce de difformité trois ordres de causes : la cause *essentielle* ou primordiale, les causes *secondaires* ou adjuvantes, et enfin les causes *intercurrentes*. Mais il ne faut pas s'imaginer que la nature sépare ce que l'esprit divise. Ces trois ordres de causes, et surtout les deux premières, sont presque toujours simultanément en action, et c'est cette action combinée qui donne lieu à la série d'effets dont le total constitue la difformité ; et comme la combinaison des causes n'est nullement arbitraire et qu'elles se subordonnent réciproquement, leur action totale est toujours une et tout à fait spécifique. Cependant bien que concomitantes on peut toujours reconnaître leurs effets divers. Ainsi pour vous donner un exemple général, une déviation de l'épine aura des caractères tout-à-fait différens selon qu'elle sera produite par l'action musculaire, par une maladie des vertèbres, par une lésion traumatique ; voilà pour l'influence de la causalité essentielle ; les mouvemens du sujet, c'est-à-dire l'action des muscles sur la colonne déviée, et dans les conditions spéciales de la déviation, l'action verticale de la pesanteur sur les courbures, joindront leur influence consécutive, et ces influences se révèleront par une série de caractères propres. Ajoutez-y la continuité et la durée d'action de ces causes, d'où des modifications profondes résultant à la fois de leur activité collective et incessante, et de la continuité de la vie et de ses fonctions dans la condition de la difformité, et vous aurez une série de caractères, d'altérations, de produits à déterminer dans leur individualité, dans leur développement, dans leur collection, dans leurs rapports, et en dernier lieu dans leur action finale et totale sur la santé et la vie du sujet. Voilà les problèmes de la pathologie des difformités : vous voyez par ce simple aperçu que quoique compliqués comme tous les problèmes de pathologie, ils se montrent avec une constitution spéciale, plus facile à pénétrer et à analyser. De même que leurs formes, leurs caractères, les circonstances phénoménales de leur développement sont plus matérielles, plus tranchées, mieux accusées, et distribuées dans des périodes de temps plus distinctes, et par conséquent offrant plus de prise à l'observation et à l'appréciation; de même les causes qui les engendrent peuvent être mieux distinguées, mieux circonscrites dans leur diversité d'action, par conséquent appréciées avec plus de rigueur par les effets qui les dévoilent. A ce point de vue aucune branche de la pathologie n'offrira les mêmes avantages et les mêmes résultats. Cette science ainsi fondée sur des faits plus positifs, plus permanens, susceptibles d'être ainsi étudiés dans tous leurs détails, dépendances et relations, par une analyse complète et sûre, et l'esprit ayant à chaque pas de cette étude la conscience de ce qu'il voit et de ce qu'il fait, il s'en suit que la pathologie des difformités sera probablement la plus certaine, la mieux fondée de toutes les branches de la pathologie, et pourra peut-être éclairer notre marche dans l'étude de ces dernières, et perfectionner par l'exemple de ses méthodes d'investigation, les méthodes et la logique de la médecine.

Je ne m'appesantirai pas plus longtemps sur ces développemens, et je passe aux applications *thérapeutiques* qui en découlent.

La *thérapeutique* des difformités osseuses est et doit être le corollaire rigoureux des lois pathologiques dont je viens de parler ; et de même que tous les faits pathologiques tirent leurs caractères distinctifs, essentiels et permanens de la collection et de la différence des causes qui les engendrent, de même le traitement doit être dirigé par les mêmes considérations étiologiques : chaque ordre de faits résultant d'un ordre déterminé de causes réclame une thérapeuthique correspondante, et des modifications proportionnées au nombre, à la variété et à l'intensité des effets. Ainsi on aura d'abord en vue les causes *essentielles*, puis les causes *accessoires*, par conséquent les moyens propres à les résoudre, et chacun de ces élémens générateurs de la difformité devra en outre être considéré sous le triple rapport de la *durée*, du *degré d'intensité* et du *siége* de leur action. Chacune de ces déterminations fournira des indications diverses, et appellera des moyens plus ou moins différens, ayant tous leur raison et leurs règles précises. Je ne m'arrête point à vous faire des applications de ces principes; il me suffit de vous en indiquer le sens général. Ce sens se confond avec celui de la pathologie des difformités, parce que la thérapeutique rationnelle doit être le corollaire rigoureux d'une pathologie rationnelle. Vous remarquerez que la thérapeutique des difformités tire, comme leur détermination pathologique, la cause de sa précision et les moyens d'y arriver de la nature même des faits dont elle s'occupe.

Telle est, Messieurs, l'étude théorique et pratique des difformités, telle que je la conçois et examine dans le point de vue le plus général de leur étude spéciale. Telle est l'idée que je me fais de cette branche de la médecine à laquelle on a donné le nom D'ORTHOPÉDIE; mot impropre sans doute, mais que je conserverai parce que les mots ne signifient que ce qu'on veut leur faire signifier. L'orthopédie, Messieurs, est une de ces applications partielles de la science médicale, qu'on appelle, à raison de leur circonscription, une *spécialité*. Mais à l'occasion de ce mot et de l'idée qu'il exprime, je suis bien aise de vous faire connaître ma pensée. Vous avez dû remarquer déjà combien une vue approfondie des difformités peut étendre l'horizon d'une spécialité, en apparence et jusqu'ici si bornée. Je veux vous montrer maintenant que ce champ peut être encore fort élargi et qu'une spécialité peut s'étendre à la science générale tout entière.

III.

En effet, Messieurs, selon moi, il n'y a pas de faits spéciaux ; il n'y a que des hommes spéciaux. Aucun fait de la nature, et principalement de la nature organique, n'est isolé, ni circonscrit ; il n'y en a pas un qui ne soit le reflet et comme l'écho d'une loi générale de l'économie, et c'est la découverte de cette généralité qui constitue la science et la distingue de l'empirisme. Les difformités sont, dans leurs moindres détails comme dans leurs traits les plus apparens, des résultats des lois générales de l'organisme. L'être difforme, c'est toujours l'être normal, mais placé dans des conditions qui modifient le cours de la puissance vitale, et l'histoire des difformités est l'histoire de la vie tout entière.

Ainsi généralisée, l'étude des difformités prend un rang important dans la science médicale, et fournit des moyens inattendus pour résoudre des problèmes pathologiques et physiologiques du premier ordre. Je vous ferai remarquer quelques-unes de ces applications.

Vous savez que dans l'étude physiologique et pathologique de l'organisation humaine, on n'a guère d'autre ressource que l'observation directe. L'expérience est presque toujours impossible ou extrêmement insuffisante. C'est là

même une des principales causes de l'incertitude des scien=
ces médicales comparées aux sciences physiques. Eh bien!
les difformités comblent une partie de cette lacune. Les
difformités, en effet, sont de véritables expériences faites
sous nos yeux par la nature, expériences dans lesquelles il
nous est permis souvent de voir depuis le premier jusqu'au
dernier phénomène, le mécanisme à l'aide duquel une
cause produit tous ses effets, et fournit un fil qui du dernier des effets nous conduit sans interruption à une cause
véritable. Sous ce rapport les résultats fournis par les
difformités seront très probablement supérieurs à ceux
qu'on tire de l'*anatomie comparée* et des *vivisections*.
L'homme difforme est plus près de l'homme normal qu'un
autre animal quel qu'il soit, et la difformité avec ses produits lents et ses résultats successifs si nettement articu-
lés, ses métamorphoses si complètes, est autrement féconde
en aperçus que ces expériences tronquées, rapides, passa-
gères, pratiquées sur des organismes plus ou moins éloi-
gnés de l'organisme humain, et dont les effets fugaces sont
aussi difficiles à saisir que les circonstances dans lesquelles
on les produit. Les difformités constituent des expériences
curieuses, complètes, et telles qu'il ne serait pas donné à
l'homme de les réaliser de lui-même. Cette vue n'est donc
pas un simple spectacle pour l'esprit, mais bien une source
réelle d'acquisitions positives et nouvelles; et pour le prou-
ver je n'ai qu'à élever à leur véritable signification philo-
sophique, et généraliser quelques-uns des faits précédem-

ment indiqués sur l'anatomie, la physiologie, la pathologie, et la thérapeutique des difformités. Je ne choisirai que quelques exemples qui, je l'espère, seront convaincans.

J'ai montré que les muscles rétractés et soumis à une traction exagérée se transforment en tissu fibreux. Voilà le fait simple révélé avec sa condition spéciale de développement, par l'étude des difformités; mais on ne doit pas s'arrêter là : ce fait, élevé à sa signification la plus générale, donne la loi même de formation du système fibreux en général, des tendons et des aponévroses des muscles en particulier. Voyez en effet chez le fœtus, chez l'enfant, dans quels rapports seront les parties tendineuses et aponévrotiques des muscles avec la partie charnue de ces derniers, Voyez plus tard chez l'adulte comment et dans quelles conditions ces proportions ont changé. Partout vous trouverez le développement de la partie fibreuse et tendineuse lié à la condition de la traction, et toujours proportionné au degré d'action de cette dernière. Ici c'est le tendon d'Achille, le plus fort des tendons du corps humain, parce qu'il subit les plus fortes tractions et, remarquez-le bien, parce qu'il les subit dans le point où il est le plus développé; là ce sont les extrémités supérieures et inférieures des muscles longs dorsaux d'autant plus fibreuses et aponévrotiques qu'elles sont plus libres, plus superficielles, parce que c'est en ces points que retentissent et se concentrent les efforts de traction continuellement engendrés par les mouvemens du tronc; ailleurs, c'est le diaphragme, dont le centre et les contours aponévrotiques répondent si merveilleusement aux parties qui servent de point de résistance aux contractions du muscle. Et qu'on n'attribue point ce rapport à cette vague prévision de la nature qui prépare et adapte les choses à leur destination ; car les conditions changeantes de la difformité improvisent tous les jours les mêmes rapports avec les mêmes résultats, c'est-à-dire qu'un muscle charnu devient fibreux là où il est soumis à des tractions continues et exagérées, et *vice versâ* le muscle fibreux redevient charnu quand il est ramené à ses conditions de longueur et de distension normales. Ajoutons d'ailleurs que ces lois ne contredisent pas les vues primordiales de la nature : la prédétermination d'un plan implique les moyens de le réaliser, et la nature n'est que plus admirable d'avoir subordonné intimement et directement, dans le même fait, le résultat qu'elle avait en vue de produire, à la continuité d'action de la cause qui devait l'engendrer, c'est-à-dire d'avoir réuni d'une manière inséparable le but et le moyen.

Voilà pour l'anatomie. Voici pour la physiologie.

J'ai montré que la saturation huileuse et graisseuse des os et des tissus des individus affectés de déviations considérables et anciennes de l'épine, tient à la manière spéciale et incomplète dont s'exécute la respiration chez ces individus. Ce fait, circonscrit dans les conditions de la difformité, et étudié dans ses seuls rapports avec cette dernière, serait déjà une découverte intéressante de cette physiologie spéciale. Mais bien interprété, il est l'expression d'une loi beaucoup plus importante de physiologie générale; il dévoile les mystères des différences de texture des mêmes tissus aux deux extrêmes de la vie de l'homme, chez l'enfant et le vieillard, et chez des espèces vivantes séparées par de grandes distances dans l'échelle animale. La saturation huileuse des tissus des sujets très déviés, c'est, avons-nous dit, le résultat d'une hématose incessamment incomplète, veineuse, laquelle engendre une prédominance du système veineux sur le système artériel, partant une nutrition avec un sang moins artériel que veineux, et partant des tissus tenant des caractères de leurs matériaux d'origine. La dégénérescence graisseuse des tissus chez le vieillard n'est-elle pas liée aussi à une respiration lente, incomplète, engendrant un sang mal oxigéné, c'est-à-dire veineux, et donnant lieu, comme chez le sujet atteint de forte déviation de l'épine, à une nutrition veineuse, et finalement à des produits de même nature? Cette nutrition du vieillard ne contraste-t-elle pas avec la nutrition si active, si abondante, si plastique du premier âge, et cette dernière n'est-elle pas en rapport direct avec une respiration large, une hématose riche et fertile en sang artériel. Vous remarquerez les mêmes rapports et les mêmes oppositions entre l'hématose artérielle des oiseaux, l'hématose veineuse des cétacés et les caractères généraux des tissus de ces deux classes d'animaux. Enfin ne peut-on pas lire des effets des mêmes rapports jusque dans des espèces voisines, dans les oiseaux aquatiques et dans les oiseaux aériens, dont les différences du sang et des tissus répondent si bien aux différences des milieux où ils vivent, et aux différences d'étendue et d'énergie de leurs actes respiratoires? Ces résultats, à cause de leur nouveauté et de leur grande généralité, auraient peut-être besoin, pour être établis définitivement dans votre esprit, des développemens et de la démonstration que je leur ai donnés ailleurs : aussi pour le moment ne vous les présenté-je que comme de simples indications propres à vous faire apercevoir la liaison de la science des difformités avec la science la plus élevée de l'organisme.

Les généralisations dont les faits de la pathologie et de la thérapeutique des difformités sont susceptibles n'offrent pas moins d'importance et d'intérêt.

Je crois avoir établi que le pied-bot congénital est le produit de la rétraction musculaire convulsive ayant agi pendant la vie intrà-utérine sous l'influence d'affections générales ou partielles du système nerveux. Voici les conséquences de ce simple fait. La rétraction musculaire produite par l'affection convulsive ne se borne pas aux muscles de la jambe et du pied. Par la généralité du système nerveux dont elle émane, et par la généralité du système musculaire où elle aboutit, elle peut occuper successivement ou simultanément tous les muscles du corps, au même titre qu'elle envahit ceux de la jambe et du pied, et produire consécutivement toutes les difformités du squelette. La rétraction musculaire n'est donc plus l'étiologie du pied-bot seulement, mais l'étiologie de toutes les difformités congénitales, première conséquence qui embrasse et résout d'un seul coup les plus grandes difficultés de l'histoire des difformités. Voici un autre point vue qui nous porte encore plus loin.

Depuis les beaux travaux de MM. Geoffroy-St-Hilaire et Serres, depuis le monument si complet que M. Isidore Geoffroy a élevé à l'histoire des anomalies de l'organisme, les monstres ne sont plus considérés comme les produits du hasard, échappant aux lois de la physiologie générale et abandonnés pêle-mêle dans les collections des *curiosités* de la nature. Grâce aux déterminations aussi neuves que précises du dernier de ces auteurs, les monstres constituent maintenant un système d'êtres, ayant, en quelque façon, leurs classes, leurs genres, leurs espèces, leurs variétés, comme tous les systèmes les plus normaux de la nature. Or, en montrant et poursuivant sous une multitude d'apparences et de combinaisons diverses, la coïncidence de certaines monstruosités avec des difformités de toute espèce, de l'épine, du thorax, du bassin, des hanches, des genoux et des pieds, en un mot des différentes brisures du squelette, j'ai cherché la signification de cette coïncidence. Les monstres, ai-je dit, forment, comme les autres êtres, un ensemble dont toutes les parties, liées entre elles et se subordonnant l'une l'autre, sont des manifestations d'une même cause et ont une commune origine. Considérés à ce point de vue, les pieds-bots et les autres difformités constituent des caractères précieux, utiles à la détermination et à la classification des monstres chez lesquels ils se rencontrent. Ce n'est pas tout. Par leurs rapports intimes avec la monstruosité et en tant qu'émanant de la même cause, ils peuvent et doivent mettre à découvert la nature de cette dernière. Sans m'expliquer davantage sur ces deux ordres de rapports, qu'il me suffise de vous montrer comment l'étude des difformités, sortant du cercle spécial de la maladie, peut s'élever aux questions les plus transcendantes de la philosophie organique, et contribuer peut-être plus que toute autre à la solution de ces questions. J'espère montrer bientôt, par un travail spécial, que cette vue n'est pas une pure spéculation.

Terminons par quelques applications générales de nos méthodes thérapeutiques particulières, et montrons que la médecine, comme art, n'aura pas moins à retirer que comme science, de l'étude générale des difformités.

C'est un fait d'expérience que la section du tendon d'Achille contribue beaucoup au redressement du pied-bot. Cette expérience, réduite à sa signification la plus immédiate, ne conduisait pas bien loin : mais sachez que le tendon coupé était activement rétracté ; sachez que la rétraction peut atteindre tous les muscles de l'économie ; alors par une induction logique, vous étendrez la ténotomie à tous les tendons et muscles de l'économie qui forment obstacle à la position normale des portions du squelette; et alors au lieu d'une pratique routinière, dépourvue de principes et de raison, bornée à un seul cas, vous avez une règle générale, applicable à tous les cas analogues, connus ou à connaître; en un mot un véritable principe thérapeutique.

Autre exemple tiré du même fait de la section des tendons et des muscles. On observe que dans quelques opérations de ténotomie. il y a réunion immédiate des plaies, pas d'accidens inflammatoires ni de suppuration, et organisation prompte des tissus divisés. Ce résultat est utile, mais il renferme une leçon importante et un principe chirurgical du premier ordre. Il suffit, pour apprécier ce principe, de remarquer que les plaies, ainsi guéries, ont été toutes pratiquées sous la peau, c'est-à-dire hors du contact de l'air. C'est là en effet le résultat que m'ont fourni les nombreuses opérations que j'ai pratiquées sur les tendons et les muscles pour des pieds-bots, torticolis, déviations de la colonne, etc. Eclairé par ces faits, j'ai expérimenté en grand sur les animaux ; j'ai pu modifier à mon gré toutes les conditions du problème, et mes expériences m'ont toujours donné les mêmes résultats. C'est en conséquence de ces observations, que je me suis cru autorisé à généraliser le principe d'opérer sous la peau, toutes les fois que la chose est praticable, ou du moins de prévenir par tous les moyens possibles l'action de l'air dans toutes les solutions de continuité des tissus, afin de les ramener à la condition des *plaies sous-cutanées;* car c'est là le véritable moyen d'obtenir la réunion immédiate, l'organisation rapide des parties divisées, et de prévenir les inflammations et les suppurations qui sont le fléau le plus redouté, et le désespoir des chirurgiens. Ce principe m'a immédiatement mis à même d'expliquer quelques circonstances, jusqu'ici fort obscures, de la cicatrisation et de la réunion des plaies, et notamment des fonctions de cette exsudation membraneuse qui recouvre les plaies, à laquelle Delpech', conduit par une théorie erronée, a donné le nom de membrane puogénique, c'est-à-dire sécrétant le pus, tandis que son usage propre, entrevu confusément peut-être par le grand Bichat, est précisément de mettre un terme à l'inflammation en protégeant les surfaces dénudées contre le contact de l'air. Il restera beaucoup à faire pour remplir ces indications dans la plupart des opérations chirurgicales; mais le principe est posé, et c'est ce principe seul que j'ai voulu aujourd'hui vous exposer comme un exemple des services que l'art en général peut recevoir des méthodes thérapeutiques des difformités, conçues dans toute leur généralité et élevées à leur véritable signification.

Je termine ici, Messieurs, cet aperçu général de la science et de l'art qui doit faire le sujet de nos conférences. Je vous ai montré, j'espère, que cette spécialité qu'on appelle ORTHOPÉDIE, comprise comme elle doit l'être, est un champ des plus vastes et des plus fertiles. C'est sans doute une branche spéciale, en ce sens que les faits dont elle s'occupe forment un ordre à part dans le cadre nosologique, et surtout à cause de ses méthodes thérapeutiques. Mais à ce point de vue même, je crois vous avoir démontré que l'étude approfondie des difformités du système osseux comprend une anatomie, une physiologie, une pathologie et une thérapeutique nouvelles, et que cette science, en raison de ses rapports profonds et élevés avec la connaissance de l'homme sain et malade, rentre de toute part dans la science générale; car, je l'ai dit, il n'y a pas de science spéciale, il n'y a que des hommes spéciaux. Pour moi, je tâcherai, dans l'enseignement que j'ai entrepris, de ne pas oublier cette vérité; et j'espère bien par mon but et mes idées, de continuer, avant tout, à être médecin, sans cesser d'être spécial par mes recherches et ma pratique.

RÉSUMÉ GÉNÉRAL

DE LA

PREMIÈRE SÉRIE DES CONFÉRENCES CLINIQUES

SUR

LES DIFFORMITÉS

DU SYSTÈME OSSEUX,

PROFESSÉES

À L'HOPITAL DES ENFANS MALADES, DEPUIS LE 7 AOUT JUSQU'AU 30 NOVEMBRE 1839.

RÉSUMÉ GÉNÉRAL

DE LA

PREMIÈRE SÉRIE DES CONFÉRENCES CLINIQUES

SUR LES

DIFFORMITÉS DU SYSTÈME OSSEUX [1].

MESSIEURS,

Au début de ces conférences, j'ai cru devoir vous exposer le plan et les vues générales qui devaient me guider dans cet enseignement. Je viens, après quatre mois d'essais poursuivis sans interruption, et encouragés par une bienveillance, un zèle et une assiduité dont je ne saurais trop vous témoigner ma reconnaissance, je viens, dis-je, résumer devant vous la série de nos travaux. Ce résumé n'est pas seulement destiné à vous rappeler les idées que j'ai émises, les principes que j'ai développés, les faits principaux qui se sont offerts à notre observation, et qui sont devenus l'objet de nos applications cliniques : ce tableau, utile pour mieux distribuer

---

(1) J'ai conservé à ce résumé la forme sous laquelle je l'ai présenté dans ma conférence de clôture.

dans vos souvenirs les différens sujets de nos études et les différens produits de nos recherches, n'atteindrait que la moitié de mon but. Je désire surtout, en replaçant sous vos yeux les résultats définitifs, le produit net de nos exercices, en faire ressortir le caractère d'unité et de continuité, et la signification la plus générale; j'espère vous montrer ainsi la correspondance exacte de nos travaux avec le plan que je m'en étais tracé, les rapports qui doivent unir cette première partie de mon enseignement avec mon enseignement tout entier, dont elle n'est qu'une simple fraction.

Une clinique régulière, vous disais-je dans notre première conférence, ne peut pas être appliquée immédiatement à l'étude des difformités du système osseux. L'enseignement clinique, c'est la démonstration, par l'expérience de tous les jours, des préceptes acquis à la science et à l'art. La science et l'art, en ce qui concerne les difformités, n'étaient encore qu'à l'état rudimentaire : c'eût donc été un non-sens que de vouloir débuter par des applications de principes encore à établir. J'en ai conclu à la nécessité d'instituer et de distribuer ces conférences, de manière à faire marcher de front devant vous la science qui expose, l'observation qui vérifie, et l'art qui applique. A ces trois ordres de moyens ont été adaptées, pour une part à peu près égale, trois sortes d'exercices différentes, l'exposition dogmatique d'une partie des recherches auxquelles je me suis livré depuis dix ans, l'examen des malades qui se sont présentés à la consultation, et le traitement de ceux qui ont été reçus dans notre service. Ces trois sources de lumières, distribuées le plus méthodiquement qu'il nous a été possible, ont été consultées régulièrement chacune à leur tour; elles ont produit, chacune suivant leur portée et leurs limites, des résultats qui ont convergé vers le même but : c'est-à-dire, par rapport à la science spéciale qui nous occupe, asseoir quelques principes nouveaux; et par rapport à la science générale, jalonner quelques vérités nouvelles, mieux définir quelques vérités anciennes, et faire profiter la médecine entière des vérités fournies par l'étude et la constitution d'une de ses branches les plus récentes. Nous allons donc, en contractant les nombreux détails de ce triple enseignement, chercher à en faire ressortir ce qui nous paraît offrir le caractère de faits et de principes définitivement acquis.

PREMIÈRE PARTIE. — ENSEIGNEMENT DOGMATIQUE.

La partie dogmatique de ces conférences n'a roulé que sur deux points :
sur le pied-bot et sur le rachitisme. Je vous ai fait l'histoire générale et
particulière du pied-bot, j'ai cherché à déterminer toutes les variétés anatomiques de cette difformité en les rattachant à une même théorie; j'ai tiré
de cette théorie et de ses applications la formule de leur traitement rationnel; enfin, j'ai exposé les procédés mécaniques et chirurgicaux à
l'aide desquels on peut obéir aux différentes indications de ce traitement.

Mes conférences sur le rachitisme ont embrassé l'histoire entière de
cette maladie, considérée comme maladie d'abord, et comme origine d'une
grande classe de difformités ensuite. Je vous ai donc fait connaître successivement mes recherches sur la phénoménalité extérieure et profonde
de cette affection, mes recherches et mes expériences sur sa nature intime, et sur son traitement; puis je vous ai exposé, dans leurs plus grands
détails, les difformités générales et particulières du squelette rachitique,
comprenant dans cette exposition la détermination de leurs caractères,
de leur physionomie particulière, de leurs rapports, des lois de leur
développement, de leur mécanisme propre, et enfin de leur traitement
particulier. Voici un exposé succinct et rapide des faits généraux que l'histoire du pied-bot et du rachitisme nous a révélés, des conséquences scientifiques et pratiques que nous en avons tirées.

Les motifs qui nous ont fait commencer par l'histoire générale et particulière du pied-bot sont utiles à rappeler, parce qu'ils me paraissent
marquer d'une manière précise et tranchée le point de départ de nos observations personnelles.

Une discussion étendue, approfondie, contradictoire, sur le pied-bot
congénital et son traitement, venait d'avoir lieu à l'Académie royale de
médecine. Cette discussion, soutenue par les hommes les plus éclairés et
les plus distingués de cette compagnie savante, avait remis tour à tour
en lumière les diverses théories du pied-bot proposées depuis Hippocrate

jusqu'à nous; chacune de ces théories avait eu ses fauteurs et ses adversaires : de ce conflit d'opinions contraires, mais également mal fondées, il était résulté la démonstration évidente pour tous que la vraie doctrine du pied-bot était encore à établir, sinon à trouver. Cette conséquence si directe, qui formulait d'une manière si explicite une lacune de la science, en montrait une autre dans l'art, non moins évidente. Les règles véritables du traitement du pied-bot n'existaient pas plus que sa véritable notion scientifique. On avait proposé et appliqué un assez grand nombre de fois la section du tendon d'Achille à la cure de cette difformité, et cependant quelques membres de l'Académie avaient demandé si cette innovation chirurgicale était réellement utile et fondée, et si on ne pouvait pas la suppléer souvent par le traitement mécanique. A cette question, qui caractérisait bien l'époque empirique du traitement du pied-bot, on n'avait répondu que par les résultats numériques d'une expérience empirique, et non par les motifs bien déterminés d'une expérience rationnelle ; en d'autres termes, le traitement chirurgical du pied-bot était encore ignoré dans ses indications, contesté dans son utilité, et borné à la pratique routinière de la section du seul tendon d'Achille ; car on ne peut pas faire entrer en compte un très petit nombre de sections d'autres tendons, pratiquées accidentellement sans indications précises pour les cas individuels où elles avaient été faites, et sans principes d'applications ultérieures. Tel était l'état de la science et de l'art. Cependant j'avais depuis longtemps d'autres idées sur le pied-bot, et j'appliquais d'autres méthodes à son traitement : devais-je, ayant à combler la double lacune si nettement formulée par la discussion de l'Académie, remettre à une autre époque de faire connaître mes moyens de la remplir? D'autre part, le pied-bot est une des difformités les plus fréquentes: elle devait s'offrir souvent à notre observation; devais-je en entreprendre le traitement sous vos yeux avec des vues et des moyens entièrement nouveaux, sans vous initier immédiatement à ces vues et à ces moyens; non, sans doute; j'ai donc fait l'histoire du pied-bot congénital et consécutif.

Cette histoire, vous ai-je dit, m'a conduit à établir une théorie générale de cette difformité, à vous donner une doctrine qui en deux mots vous a rendu compte, non seulement de toutes les variétés connues, mais de toutes les variétés possibles du pied-bot. Je crois vous avoir démontré par une observation appliquée à toutes les combinaisons de la difformité, à toutes les complications de son origine, à toutes les phases de son développement, à toutes les variétés et à toutes les nuances de ses formes, à toutes les conditions de sa manifestation, que le pied-bot congénital, comme le pied-bot consécutif, « *est le produit de la rétraction musculaire active, différemment distribuée dans les muscles de la jambe et du pied; et les variétés anatomiques de cette difformité, le résultat des différentes combinaisons de modalité, de siége, de degré de cette rétraction, par rapport à ces mêmes muscles.* »

Dès lors les variétés connues de pied *équin*, de *varus*, de *valgus*, de *talus*, ont eu une signification déterminée. Entre ces coupes arbitraires de l'empirisme sont venues se classer une foule de variétés intermédiaires dans lesquelles les reflets de la cause, c'est-à-dire de la rétraction, étaient matérialisés dans des reliefs différens et multipliés à l'infini, comme les combinaisons multiples des élémens de permutation de cette cause. Ainsi, vous avez compris presque de vous-mêmes que le pied *équin* est le produit de la rétraction des jumeaux; le *varus*, celui des jambiers; le *valgus*, des péroniers; et le *talus*, des muscles fléchisseurs du pied sur la jambe; ces types traditionnels et presque toujours arbitraires ont été immédiatement environnés d'une foule de formes intermédiaires plus réelles et plus fréquentes, que j'ai appelées *pieds-bots composés ;* c'est-à-dire ceux dans lesquels la rétraction, occupant à un degré prononcé les muscles générateurs des formes simples, occupait encore, mais à un degré moindre, les muscles environnans, de manière à montrer que tous les muscles de la jambe et du pied peuvent être successivement et simultanément rétractés dans toutes les variétés du pied-bot, et que c'est à la prédominance de la rétraction dans certains muscles, plutôt qu'à l'absence de la rétraction dans les autres, que sont dues les nuances infinies des variétés de cette difformité.

Cette doctrine du pied-bot, établissant la notion scientifique définitive de cette difformité, a conduit nécessairement à la formule rationnelle de sa thérapeutique. Faire la section des muscles rétractés, de tous les muscles rétractés, ce n'était pas opposer la pratique empirique et incomplète de la section du tendon d'Achille indistinctement à toutes les formes de *pied-bot*, mais c'était étendre cette opération avec intelligence à tous les tendons qui la réclament, au même titre que le tendon d'Achille; c'était pratiquer tour à tour, ou simultanément sur le même pied, la section des *jambiers*, des *péroniers*, des *extenseurs*, des *fléchisseurs*, des *adducteurs*, des *abducteurs;* en un mot, c'était opposer à chacun des élémens de la déformation, à chacun de ses accidens, le remède efficace, rationnel, capable de l'atteindre dans ses moindres nuances, et de la faire disparaître dans ses moindres manifestations, du moins dans celles qui procèdent de sa cause essentielle et de ses différens modes de distribution et de combinaison.

La restriction que je viens d'énoncer, messieurs, est capitale: elle est le point de départ d'un ordre de faits qu'il importe de vous rappeler, parce qu'il m'a servi à consacrer un principe d'analyse pathologique et thérapeutique, qui sert non seulement de base à la détermination et au traitement de toutes les difformités, mais encore de base à la détermination et au traitement de toutes les maladies. Ceci n'est point l'expression d'une prétention ambitieuse, mais celle d'une généralisation très simple et très naturelle.

La difformité, vous ai-je dit et souvent répété, n'est pas, comme la lésion traumatique, le résultat d'un seul ordre de causes ayant agi extemporanément, ayant produit immédiatement tous ses effets, à laquelle on n'oppose que des moyens correspondans à la nature et aux effets de cette seule cause. Indépendamment de sa cause primitive, essentielle, qui décide de son point de départ, lui imprime ses premiers et principaux caractères, la difformité se complète chemin faisant et pendant le temps plus ou moins long que parcourt son développement, par l'accession et l'intercurrence d'une foule de causes secondaires qui s'unissent à l'action de la cause première, compliquent ses effets, les obscurcissent, les masquent et les dénaturent même, au point quelquefois d'en effacer en grande partie la physionomie originelle. Eh bien! cette intervention de causes secondaires, produisant des effets nouveaux et relatifs à leur nature , à leur nombre et à leur intensité d'action, implique dans chaque difformité des élémens et des degrés de déformation qui ne procèdent plus de l'action de la cause essentielle, et qui ne peuvent pas, par conséquent, se résoudre par le remède appliqué à cette dernière, c'est-à-dire disparaître par la seule section des tendons. Vous avez vu combien cette doctrine, appliquée à la détermination et au traitement du pied-bot, a rendu faciles pour vous la connaissance, la distinction et le mécanisme de production des altérations de toute espèce que résume cette difformité, et réciproquement la détermination de la nature, du nombre, du mode d'association et de succession des moyens à employer comme auxiliaires de la section des tendons. Parmi les causes consécutives du pied-bot, nous avons signalé la contraction musculaire anormale, l'action verticale de la pesanteur, qui, agissant incessamment dans le sens de la difformité, complètent les déplacemens et la déformation des articulations ; de plus, nous avons mis en lumière un ordre de faits entièrement nouveaux: les modifications moléculaires continues dans la constitution de tous les tissus, résultant de la nutrition et de l'exercice général de la fonctionnalité dans les conditions anormales de la difformité, et conduisant à un double résultat commun, à savoir, *l'adaptation de toutes les parties, de tous les tissus, aux espaces anormaux qu'ils occupent*, consécutivement *la permanence* des directions et des formes spéciales qui constituent la difformité , et la tendance générale des tissus à la *dégénérescence graisseuse*. Le grand nombre d'applications matérielles que j'ai faites sous vos yeux de ces propositions un peu abstraites me dispense de les développer de nouveau. J'ajouterai seulement que, comme conséquence de cette analyse étiologique plus approfondie de la constitution du pied-bot, j'ai dû formuler une méthode de traitement dont tous les agens pussent répondre par leur nature, leur nombre, leur activité, leur mode de combinaison et de succession, à la nature, au nombre, à l'activité, au mode de combinaison et de succession des élémens de la difformité qu'ils avaient à combattre. Ainsi, la section des tendons pour la rétraction des muscles ; le nombre et la simultanéité des sections en rapport avec le nombre des muscles simultanément rétractés; la suspen-

sion des mouvemens et de la marche contre l'action de la contraction
musculaire anormale et de la pesanteur ; les manipulations répétées
contre le déplacement des os et le raccourcissement des parties molles;
le plâtre coulé contre la rigidité trop grande des parties et leur trop
grande sensibilité ; les machines contre les déformations des os et les résistances des ligamens; en un mot, tous ces moyens, en nombre et en intensité, proportionnés à la complexité, au degré et à l'ancienneté de la difformité : telle est, messieurs, la méthode analytique que j'ai appliquée au traitement du pied-bot, et qui est applicable au traitement de toute difformité.

Pour remplir ces indications nouvelles du traitement chirurgical et
mécanique du pied-bot, j'ai imaginé quelques procédés nouveaux et des
machines nouvelles. Les procédés chirurgicaux pour la section des
différens muscles de la jambe et du pied se rapportent à des principes
communs et à une même méthode : à la *méthode sous-cutanée* dont
j'ai cherché à montrer la véritable signification et la valeur essentielle.
J'ai soumis l'exécution et les applications de cette méthode à des règles
précises qui toutes peuvent se résumer en peu de mots: placer le sujet dans
l'attitude où le tendon à diviser est le plus saillant possible, soit par le
secours de la contraction volontaire du sujet, soit par l'éloignement des
points d'insertion du muscle, soit par le transport dans un plan plus superficiel d'une de ses insertions; faire les sections le plus près possible de
la partie purement tendineuse, couper autant que possible les tendons
des parties superficielles aux parties profondes, en ayant soin de faire correspondre les vaisseaux importans et les nerfs au talon de l'instrument, sa
pointe portée en sens opposé; ne pas diviser complètement les gaînes
tendineuses; faire une seule ouverture à la peau, la plus petite possible
et la boucher hermétiquement après l'opération; appliquer immédiatement les machines. Avec ces règles, et la connaissance de ce principe
dont je crois avoir démontré la rigoureuse réalité, à savoir, que les
plaies sous-cutanées, affranchies du contact de l'air, ne suppurent pas,
on peut transporter la ténotomie et la myotomie, non seulement à tous les
muscles de la jambe et du pied, mais à tous les muscles du corps. C'est ce
que nous avons réalisé en grande partie.

Quant aux appareils mécaniques, nous avons ramené également leur construction à quelques principes qui vous ont été exposés et suffisamment développés : ces principes sont les suivans : briser les appareils en autant de points qu'il y a dans le pied déformé de brisures du squelette, c'est-à-dire de centres principaux de déformation : faire correspondre les centres de mouvemens de l'appareil à ceux du pied ou des parties du pied à mobiliser les unes sur les autres; faire correspondre la plus grande somme d'action et la ligne d'action des machines, à la corde des courbures que la difformité décrit; concentrer l'action des forces sur le plus petit espace possible, et distribuer les points de préhension de l'appareil sur la plus grande étendue de surface possible; tels sont les principes qui ont servi de base aux différens appareils mécaniques du pied-bot, que j'ai soumis à votre attention, et qui ont réalisé la méthode de la *flexion* opposée à celle de la *compression*. Ces principes, j'en ai généralisé l'application à toutes les machines orthopédiques; car toutes les difformités du squelette ont les mêmes conditions matérielles d'existence, les mêmes résistances à vaincre, les mêmes rapports à établir avec les machines, et toutes réclament les mêmes précautions; partout c'est un angle à ouvrir, une courbe à redresser, des brisures du squelette à mobiliser les unes sur les autres, et par conséquent partout ce sont des points de centre à circonscrire et des bras de levier à établir et à mouvoir autour de ces points; partout il faut produire beaucoup de résultats avec peu d'efforts, c'est-à-dire distribuer le mieux les forces afin d'avoir le plus d'effets avec le moins de douleur.

Tels sont, Messieurs, les principaux résultats auxquels nous sommes arrivés par rapport à la connaissance et au traitement du pied-bot.

Passons maintenant au rachitisme.

Vous savez, Messieurs, quel était l'état de la science à l'égard de cette maladie, considérée comme maladie, et comme origine d'un grand nombre de difformités. Pour la science vulgaire, le rachitisme, les scrofules, les caries vertébrales, les cachexies de toute espèce, les ostéomalacies étaient tout un : c'était la même maladie, c'était le rachitisme, sans définition exacte, sans détermination rigoureuse; les difformités rachitiques, c'étaient toutes ou presque toutes les déviations de l'épine, toutes les difformités du thorax, toutes les déviations des genoux, aussi bien que les diverses courbures des jambes. Dans les ouvrages les plus spéciaux, confusion moins générale, mais toujours confusion, même de la part de ceux qui se piquaient le plus de science et de rigueur ; toujours détermination vague, insuffisante ou erronée; symptomatologie inexacte, caractéristique de la maladie incohérente, étiologie nulle; en un mot, non seulement, comme je vous l'ai répété souvent, on n'avait pas *la notion scientifique* de la maladie, on ne la *connaissait* pas, mais on n'avait pas même d'elle *un portrait* à demi-ressemblant, on ne la *reconnaissait* pas. Finalement à une connaissance empirique, incomplète, on avait adapté une thérapeutique empirique et incomplète : tel était l'état de la science à l'égard de la maladie considérée en général. A l'égard des difformités auxquelles elle donne naissance, la confusion n'était pas moindre; non seulement il n'existe nulle part de détermination [du mécanisme de leur développement, de leur rapport de subordination à la maladie et aux autres causes qui interviennent pour les réaliser, mais on n'en avait aucune description; nulle part il n'y avait de description, même approximative, des difformités rachitiques, des courbures des jambes, des genoux, des fémurs, des difformités du bassin, de la colonne, du thorax ou de la tête; on ne connaissait ni les fractures, ni les luxations rachitiques; bien plus on en niait l'existence. A cette ignorance presque complète des formes et du fond du mal correspondait une absence presque aussi complète des moyens de les guérir. Tel était l'état de la science et de l'art en ce qui concerne le rachitisme et les difformités qui en naissent. Cependant nous devions avoir tous les jours à vous soumettre des enfans rachitiques : la classe pauvre qui a le privilége de cette affection devait fournir une grande partie des malades de notre consultation; le pied-bot et le rachitisme, telles devaient être les deux sources inépuisables de faits soumis à notre examen, et de difformités soumises à notre expérience. J'ai donc dû vous exposer immédiatement mes recherches sur le rachitisme, comme je l'avais fait pour le pied-bot. Voici comment se résument le plus laconiquement possible mes travaux sur cette importante question.

Sous le point de vue nosographique ou historique, je vous ai

démontré, jé pense , que la maladie est une affection générale de
toute l'économie 'et non exclusivement du squelette; qu'elle débuté par
une période d'incubation qui n'avait pas été aperçue et qui est caractérisée par des symptômes dont la généralité déborde de beaucoup le tissu
osseux, et qui procèdent au contraire d'une perversion des principales
fonctions de l'économie ; que les déformations du système osseux sont
des phénomènes partiels de la maladie, et d'une époque déjà avancée de
son développement, et appartenant à sa seconde période; que l'influence du
rachitisme sur le squelette se révèle par quatre ordres de faits différens ,
la *déformation*, l'*altération du tissu*, l'*arrêt de développement*, et le
retard de l'ossification. Je vous ai montré ensuite que les déformations
du squelette observent, dans leur ordre d'apparition et les progrès de
leur développement, des lois curieuses et importantes à connaître, tant
pour le diagnostic général de la maladie que pour celui de chaque difformité en particulier ; qu'ainsi la déformation rachitique du squelette pro-
cède successivement de bas en haut : des os de la jambe aux fémurs, des
fémurs au bassin ; puis viennent successivement ou simultanément les difformités des membres supérieurs, du thorax, de la colonne et du crâne. Vous
avez vu également que le degré des déformations est en rapport avec leur
ordre de développement. Parmi les conséquences nombreuses qui res-
sortent de la connaissance de ces faits, je vous ai signalé celles qui sont
immédiatement applicables à la détermination des difformités de la colonne vertébrale et du bassin. Avec la seule notion du mode de succession de ces difformités, on peut désormais affirmer rigoureusement
qu'une déviation de la colonne n'est point de nature rachitique quand
elle n'a pas été précédée et n'est pas encore actuellement accompagnée
de traces de rachitisme dans les membres inférieurs ; comme on peut
affirmer sans crainte de se tromper que le bassin est toujours vicié et
que sa viciation est de nature rachitique quand les fémurs et la colonne
vertébrale sont déformés par le rachitisme ; par la même raison et en
vertu des mêmes principes, dans les cas où la colonne est seule déviée, à
quelque degré que ce soit, sans trace d'altération rachitique des membres,
inférieurs, on peut affirmer que le bassin n'est pas déformé. Cette con-

séquence, vous l'avez vu, a donné définitivement la solution d'un problème qui avait longtemps préoccupé les accoucheurs, à savoir, si les déviations de l'épine influent sur la conformation du bassin, et si, dans les cas de déviation considérable de cette tige, on peut ou non conseiller le mariage.

Indépendamment de ces faits nouveaux relatifs à la succession et aux rapports de degré des difformités rachitiques, j'en ai signalé d'autres concernant la réduction en longueur de toutes les parties du squelette. J'ai montré que la plupart des os rachitiques sont toujours relativement moins développés en longueur et en largeur que les os du squelette normal ; que cette réduction s'opère suivant la même loi de succession et de degré que la déformation, c'est-à-dire successivement de bas en haut et graduellement de haut en bas ; que les proportions suivant lesquelles toutes les parties du squelette sont réduites de bas en haut sont exprimées par une série régulière de nombres qui permet de déduire approximativement, de la dimension d'un seul os, la dimension des autres parties du squelette, comme, par exemple, de la dimension comparée des fémurs et des humérus, celle des dimensions du bassin dont les trois diamètres sont ordinairement réduits d'une somme égale à la moyenne des réductions de l'humérus et du fémur. Toujours dans la même ligne et comme conséquence des faits qui précèdent, j'ai montré que la réduction plus grande des membres inférieurs comparée à celle des membres supérieurs, établit entre ces parties des rapports de longueur qui répètent et perpétuent ceux de l'âge où la maladie s'est développée.

Passant de l'extérieur du squelette rachitique à la texture intime des os, je vous ai exposé une série entière de faits nouveaux, relatifs à l'altération propre du tissu osseux rachitique, depuis l'instant où elle s'annonce jusqu'à l'instant où l'os récupère ses propriétés normales. Là où mes devanciers avaient noté quelques particularités isolées, locales, sans généralité ni liaison, je vous ai montré des faits dans toute leur étendue, dans toutes leurs proportions, procédant les uns des autres et se distribuant dans trois périodes distinctes, correspondant à trois périodes distinctes de la maladie : à sa période d'*incubation* ou d'épanchement, à sa période de *déformation*, et enfin à sa période *de résolution* ou *de consolidation.* Je vous ai montré que dans la première période de la maladie, période d'incubation, il se fait un épanchement de matière sanguinolente dans tous les interstices du tissu osseux, dans les cellules du tissu spongieux, le canal médullaire, entre le périoste et l'os, entre les lamelles concentriques de la diaphyse, entre les épiphyses et les diaphyses, entre les noyaux épiphysaires et leurs cellules, dans les os courts et les os plats comme dans les os longs, en un mot, dans toutes les parties du squelette et dans tous les points du tissu osseux où se distribuent les vaisseaux nourriciers. Vous avez vu que de cet épanchement résulte un dédoublement, une ampliation de toutes les parties intéressées, d'où le gonflement et le boursoufflement de tout le squelette. Vous vous êtes assuré que dans une période plus avancée, période de déformation, en même temps que la trame du tissu osseux perd de sa consistance et se ramollit, la matière qui continue à se déposer dans tous les interstices du tissu osseux, tend à s'organiser : elle passe successivement de la forme cellulo-vasculaire à la forme cellulo-spongieuse, et se rencontre surtout entre le périoste et l'os, entre la membrane médullaire et le canal, entre le périoste et la table externe des os plats, et entre les lames de ces derniers. Vous avez pu suivre les transformations successives et progressives du tissu de nouvelle formation offrant à une période plus avancée de la maladie, à la période de résolution, la consistance du tissu compacte, et tendant à se confondre avec l'ancien tissu osseux qui recouvre sa consistance primitive. De cette réunion des deux tissus arrivés à la même consistance, et offrant simultément les mêmes conditions de densité et de compacité, vous avez vu résulter une épaisseur et une largeur plus grandes de quelques parties des os, de celles qui avaient été le siége d'un épanchement primitif plus considérable, et de l'organisation d'une quantité proportionnelle de tissu spongoïde; comme cela arrive dans les points de la diaphyse des os longs qui correspondent à la concavité des courbures. Je vous ai fait voir ensuite quelques particularités non moins intéressantes que présente le tissu osseux dans les circonstances exceptionnelles de la consomption rachitique, dans celles du rachitisme chronique, dans celles de l'éburnation rachitique complète et de l'éburnation incomplète et graisseuse, où l'affection incomplètement résolue s'offre avec quelques caractères variables ; je vous ai fait remarquer que cette variation des caractères de la maladie à ses diverses phases a été en grande partie la cause des descriptions vagues et confuses de ceux qui ont noté tour à tour, d'une manière exclusive, quelques-unes des altérations isolées de la texture des os rachitiques, sans liaison, sans détermination de rapport de ces diverses altérations entre elles, et surtout sans l'indication des circonstances de causalité qui les produisent. Je n'insiste pas sur les autres particularités moins saillantes que je vous ai signalées dans l'histoire des altérations caractéristiques du rachitisme, telles que celles qui se rapportent à l'influence du rachitisme sur les progrès de l'ossification. La plupart de ces faits ayant déjà été publiés avec détails, vous pourrez les consulter dans l'ouvrage où je les ai consignés (1).

Voilà pour la partie purement phénoménale et nosographique de la maladie. Quant à la connaissance de sa cause, de sa nature, je pense être arrivé à un résultat expérimental qui, s'il était généralisé, donnerait à notre science un caractère de rigueur et de certitude que l'observation seule pourra difficilement lui donner. En effet, vous savez, Messieurs, qu'après avoir analysé dans leurs moindres apparences toutes les circonstances qui me paraissaient avoir une affinité réelle avec la cause essentielle du rachitisme, j'en ai conclu que cette maladie est le produit d'une nutrition viciée, provenant elle-même d'un désaccord entre les alimens d'un âge plus avancé, soumis à l'élaboration d'organes d'un âge trop tendre. En d'autres termes, j'avais remarqué que tous les enfans rachitiques, appartenant presque exclusivement à la classe inférieure, avaient été nourris avec les alimens de l'adulte à l'âge où l'estomac et l'organisme ne sont aptes qu'à supporter du lait. Cette observation, je l'ai convertie, je pense, en vérité démontrée, en soumettant des chiens à l'expérience et en leur appliquant le système de nourriture que je croyais être le point de départ de

---

(1) Mémoire sur les caractères généraux du rachitisme. In-8°. Au bureau de la Gazette Médicale.

la maladie rachitique. Vous avez vu comment l'expérience a répondu à mes essais.

Fidèle à une analyse rigoureuse de toutes les conditions des faits, j'ai cherché à déterminer quelle part ont dans la production du rachitisme, après l'influence plus marquée du désaccord de l'alimentation avec les organes, l'influence du défaut de lumière et celle de la viciation ou de la raréfaction de l'air respirable.

De ces recherches sur le rachitisme et de son mécanisme de développement, j'ai pu conclure, je pense, que cette maladie consiste essentiellement dans une altération primitive du sang. Ce fluide devient d'abord inapte à continuer le double travail de la réparation et de la croissance des organes — d'où la suspension momentanée de la nutrition et de la croissance des sujets rachitiques — puis fournit successivement les matériaux d'une nutrition anormale, incomplète, dont les produits distincts, dans l'organisme, des produits déjà formés, marchent graduellement, pour ainsi dire à part, pour revenir et s'élever à l'organisation normale préexistante, et constituent en quelque façon un travail organique différent du travail normal, au sein même de l'organisme momentanément frappé d'arrêt de développement.

Ces notions plus complètes et plus rigoureuses de la maladie nous ont permis d'établir les règles et de déterminer les moyens d'une thérapeutique rationnelle. Nous avons pu faire justice de tous ces spécifiques consacrés par l'ignorance et l'empirisme, et à la place de cette matière médicale entière de remèdes, nous avons mis quelques conseils hygiéniques, basés sur la connaissance de la maladie. C'est beaucoup de ne pas nuire, *primò non nocere;* un des grands principes de l'art, c'est de placer la nature dans les conditions où elle peut réparer d'elle-même les désordres de la maladie : c'est presque à ce résultat que doit ambitionner d'arriver la médecine dans le traitement de toutes les maladies, c'est-à-dire à la neutralisation de l'action des causes : ce résultat le plus simple en apparence implique la notion la plus élevée à laquelle puisse atteindre la pathologie.

Je ne m'attacherai pas, Messieurs, à vous reproduire toutes les particularités nouvelles que j'ai mises en lumière en vous faisant l'histoire de chaque difformité du squelette rachitique. Les détails dans lesquels je suis entré sont encore trop récens et trop présens à votre esprit pour que j'aie besoin de vous les rappeler; je me bornerai à vous énoncer les résultats les plus généraux auxquels j'ai été conduit en faisant cette histoire. Ces résultats sont relatifs à la détermination de la physionomie propre que la maladie imprime à chacun de ses produits. Vous avez remarqué, Messieurs, que, indépendamment des rapports généraux que chaque difformité offre avec l'affection générale qui les engendre, rapports qui suffiraient déjà pour les différencier à jamais des difformités d'autre origine, vous avez vu, dis-je, que, indépendamment de ces caractères généraux, propres aux difformités rachitiques, elles offrent toutes un extérieur spécial, résultant de leur forme, de leur siége immédiat dans telle ou telle partie des os, de leurs rapports avec les parties environnantes, physionomie qui exprime tout à la fois le nombre et la qualité des agens secondaires de leur formation, et les rapports intimes de ces agens avec chacun des caractères et des accidens de la difformité elle-même. Ce résultat, que je me borne à exprimer dans sa plus laconique généralité, est important et nouveau, et vous verrez plus tard, j'espère, Messieurs, que porté à sa signification la plus élevée, il constitue la vraie base, la seule base possible de la médecine d'observation.

Telle a été, Messieurs, la partie purement scientifique et dogmatique de nos conférences : passons maintenant à la consultation et disons les résultats généraux qu'elle a produits.

SECONDE PARTIE. — CONSULTATION.

Nous pouvons considérer de deux manières les résultats généraux fournis par la consultation : au point de vue des principes scientifiques que nous établissions à l'égard du pied-bot et du rachitisme, et que les observations individuelles venaient contrôler, infirmer ou confirmer; et au point de vue de l'histoire générale des difformités, dans laquelle nous étions obligés de faire de nouvelles excursions. Relativement au premier point de vue, voici d'abord l'indication des malades qui se sont offerts à notre observation :

PIEDS-BOTS. Sur 32 cas de pieds-bots qui se sont présentés à la consultation, il y avait :

> 2 cas d'équin simple;
> 4 cas d'équin composé;
> 1 cas d'équin au premier degré;
> 2 cas d'équin au deuxième degré;
> 3 cas d'équin au troisième degré;
> 5 cas de varus simple;
> 2 cas de varus composé;
> 2 cas de varus au premier degré;
> 5 cas de varus au deuxième degré;
> 1 cas d'équin varus simple;
> 1 cas d'équin varus composé ;
> 4 cas de varus équin simple;
> 7 cas de varus équin composé;
> 1 cas de varus équin au premier degré;
> 4 cas de varus équin au deuxième degré;
> 8 cas de varus équin au troisième degré;
> 1 cas de valgus;
> 1 cas de valgus équin;
> 1 cas de talus;
> 4 cas de pied plat.

Cette statistique seule suffirait, messieurs, pour vous montrer que la consultation a placé sous nos yeux à peu près toutes les combinaisons possibles de formes, de complications et de degrés du pied-bot, d'un ou des deux côtés, congénitaux ou consécutifs. Chacun de ces cas, vous le savez, a été analysé dans ses plus grands détails : je vous y ai fait lire en toutes lettres les caractères généraux de la rétraction musculaire, les caractères spéciaux de cette affection dans leurs rapports avec chaque forme, chaque variété du pied-bot. Partout vous avez vu la forme si spéciale, si caractéristique du mollet, court, dur, ramassé, de consistance fibreuse, alors que la forme équin existait, seule ou combinée avec d'autres formes ; partout vous avez vu les muscles, les tendons saillans dans la direction de chacun des élémens de la difformité ; vous avez exploré et analysé avec moi chacun de ces accidens, et toujours vous avez vu, que dis-je, touché de vos propres mains les résistances musculaires et tendineuses, faisant relief et opposant résistance au redressement de chaque élément de la déformation : les jambiers antérieur et postérieur dans le renversement du pied sur sa face externe, et spécialement le postérieur dans l'adduction ; l'adducteur et le fléchisseur du gros orteil dans la courbure du bord interne et de la face plantaire du pied ; les péroniers antérieurs et latéraux dans le valgus avec abduction du pied ; les extenseurs et les fléchisseurs communs des orteils dans les pieds-bots composés ; en un mot, vous avez vu la rétraction porter successivement sur tous les muscles, suivant le degré de complication du pied-bot, depuis ses moindres nuances jusqu'à ses degrés les plus exagérés. Enfin, vous avez pu lire dans cette collection de faits matériels, les distributions si nombreuses et si variées de la rétraction musculaire, successivement dans ses phases de simple raccourcissement, de raccourcissement avec paralysie, et de paralysie complète. Toujours vous avez vu une éclatante confirmation de la théorie, ou plutôt vous avez vu la théorie elle-même se reconstituant, se complétant, se réalisant, de la manière la plus évidente, sous vos yeux. Tel est le premier fruit de la consultation en ce qui concerne le pied-bot.

RACHITISME. Vingt-trois cas de rachitisme se sont offerts à notre examen : nous nous dispensons de vous reproduire les détails de tous ces cas, mais nous pouvons vous en rappeler les circonstances les plus générales.

La maladie s'est offerte à nous dans toutes ses phases, dans toutes ses périodes, dans tous ses degrés, comme maladie, et avec la série successive ou collective des difformités qu'elle peut engendrer. Il est inutile de nous appesantir sur les particularités qu'il nous a été donné de vérifier. Pour nous en tenir aux plus capitales, n'avez-vous pas encore présente à l'esprit cette réponse unanime des mères, à savoir, que leurs enfans avaient été sevrés à quelques semaines, et nourris avec toute espèce d'alimens : avec du café, de la soupe, de la viande, etc.; ou bien, ils avaient été confiés à une nourrice malade, enceinte; ils avaient été malades, ou (le cas le plus général), pendant le temps de l'allaitement, on les avait nourris concurremment avec la nourriture des adultes, dans le but de hâter leur développement, ou de les soumettre à un mode d'alimentation moins assujétissant pour les parens. Là-dessus point d'exception. — Vous n'avez pas constaté d'une manière aussi positive l'influence des habitations malsaines, mal aérées, mal éclairées, parce qu'en effet ces influences reconnues par nous comme secondaires, comme complémentaires, ne sont pas rigoureusement nécessaires à la réalisation du rachitisme.

Que vous rappellerai-je des circonstances moins importantes de la maladie? Que les symptômes assignés par nous, comme composant la première période du rachitisme, celle qu'on a prise pour le carreau et que l'on a confondue avec cette dernière maladie si elle existe, ont pu être mainte fois vérifiés par chacun de vous. La diarrhée, les sueurs, le malaise général, l'état fébrile, la difficulté ou l'impossibilité de marcher, composant la caractéristique de cette première période, ont été accusés par un grand nombre de personnes qui nous ont amené leurs enfans. Ensuite, les rapports de développement et de degré des difformités rachitiques ne se sont-ils pas montrés à vos yeux en conformité avec les lois que nous venions de vous faire connaître? Quoiquerenfermé dans un espace de temps trop limité, notre contrôle s'est étendu jusqu'à la thérapeutique de cette maladie, et nous avons pu voir dans un assez court espace de temps que tous les malades qui avaient pu profiter de nos conseils avaient éprouvé une amélioration marquée dans leur état général et dans leurs difformités. Cette concordance de l'observation avec le dogme, du fait avec la théorie, n'était-elle pas faite pour nous encourager à suivre la voie que nous venions de nous ouvrir?

Terminons cette seconde partie de notre revue par quelques aperçus généraux sur les autres difformités qui se sont offertes à la consultation.

Sur les 83 sujets qui ont été examinés nous avons noté :

> 2 cas de torticolis musculaires anciens;
> 8 cas de torticolis composés aigus et chroniques;
> 10 cas de déviations de l'épine musculaires actives;
> 2 cas de déviations de l'épine musculaires passives;

2 cas de déviations rachitiques;

1 cas de déformation essentielle du thorax;

6 cas de luxations congéniales des fémurs;

23 cas de rachitisme général;

2 cas d'excurvations rachitiques de l'épine;

1 cas d'excurvation puérile;

2 cas de flexions musculaires permanentes de la cuisse;

1 cas de luxation de la rotule;

3 cas de déviation essentielle des genoux;

10 cas d'excurvations tuberculeuses de la colonne;

2 cas de coxalgie;

1 cas de rétraction rhumatismale des doigts ;

4 cas de tumeurs blanches de différentes articulations;

1 cas de difformité générale par rhumatisme ;

2 cas de difformité générale par affection nerveuse convulsive;

32 cas de pieds-bots dont :

4 pieds équins;

5 pieds varus;

4 pieds équins varus;

13 pieds varus équins;

2 pieds valgus;

4 pieds plats.

Le temps ne nous permet pas de nous arrêter à chacun de ces ordres de faits; nous ne dirons que quelques mots de ceux qui ne rentrent pas dans le cadre de nos expositions dogmatiques.

Et d'abord tous ces cas ont mis sous vos yeux des spécimens vivans d'un grand nombre de difformités que vous n'aviez peut-être pas encore rencontrées ; ils vous ont familiarisé d'abord avec leurs appellations ; ils ont placé d'avance dans vos souvenirs des images fidèle de celles dont nous aurons à nous occuper plus tard comme nous l'avons fait du pied-bot et du rachitisme. Dans cette direction vous avez même acquis presque à votre insu la première notion d'une théorie générale des difformités congéniales, dont une application particulière seulement vous avait été donnée dans le pied-bot, et que l'observation de chaque jour généralisait d'avance sous vos yeux. Si je vous avais dit en débutant et avant de vous soumettre et de vous démontrer ma doctrine du pied-bot, que cette doctrine ne s'arrêtait pas à cette difformité, mais formulait de la même manière et avec la même précision toutes les difformités articulaires congéniales, les difformités des genoux, de la hanche, les luxations du fémur, les difformités des membres supérieurs, celles des membres inférieurs, celles du thorax comme celles de l'épine, vous auriez éprouvé peut-être quelque prévention contre cette généralisation prématurée pour vous. Mais aujourd'hui que l'expérience en a fait la démonstration sous vos yeux, qu'elle vous a permis de constater directement et successsivement dans leurs diverses manifestations, dans leurs diverses combinaisons les faits confirmatifs de cette doctrine, je puis vous la donner dans toute sa généralité, sauf à poursuivre et compléter plus tard la démonstration dont elle peut encore avoir besoin dans ses nombreuses applications. J'ai établi que le pied-bot est le produit de la rétraction musculaire différemment distribuée dans les muscles de la jambe et du pied, et j'ai montré l'application rigoureuse de cette formule à toutes les variétés de cette difformité; eh bien ! je dis maintenant : *Toutes les difformités articulaires congéniales sont, comme le pied-bot, le produit de la rétraction musculaire convulsive; et les variétés de ces difformités sont le résultat des combinaisons de cette rétraction différemment distribuée dans les muscles du tronc et des membres.* Non seulement cette théorie rend un compte exact de toutes les difformités articulaires congéniales qui étaient décrites dans la science, mais elle m'en a révélé une foule d'autres qui n'avaient pas été aperçues et que je n'aurais sans doute pas vues mieux que mes prédécesseurs, si je n'avais pas été averti de leur possibilité par la connaissance générale de leur nature et de leur mécanisme. Si la rigueur que je crois avoir mise dans mes démonstrations à l'égard du pied-bot vous a entièrement convaincus, voyez-y, Messieurs, en attendant que je descende avec vous dans les détails de chaque application de la doctrine générale, voyez-y, dis-je, un motif de croyance en cette doctrine, en attendant que votre croyance puisse être convertie en conviction.

TROISIÈME PARTIE. — RÉSULTATS CLINIQUES.

Nous allons consacrer le peu de temps qui nous reste à vous rappeler les résultats obtenus chez les malades admis dans notre service.

Nous avons reçu 31 sujets sur lesquels il y avait :

1 cas de torticolis musculaire ancien ;
2 cas de torticolis composés récens;
2 cas de déviation musculaire de l'épine;
1 cas de luxation congéniale double des fémurs;
1 cas de fausse ankylose du genou;
1 cas de déviation essentielle du genou;
4 cas de pieds-bots équins;
2 cas de pieds-bots varus;
10 cas de varus équin;
2 cas de valgus;
1 cas de talus;
2 cas d'affection tuberculeuse des vertèbres;
2 cas de déviation rachitique des genoux;

1 cas de difformité générale offrant :

1° déviation latérale de l'épine;
2° paralysie et atrophie d'une foule de muscles des membres;
3° sub-luxation du poignet droit;
4° flexion anguleuse du coude gauche;
5° flexion permanente des doigts;
6° luxation incomplète coxo-fémorale;
7° flexion permanente de la cuisse;
8° sub-luxations des genoux ;
9° pied-bot varus équin;
10° pied-bot valgus équin, etc.

En tout 31 sujets.

Sur ce nombre, Messieurs, 14 sujets sont sortis complètement guéris :

5 sont sortis avec une grande amélioration;
1 sorti pour cause de maladie;
11 sont encore en traitement.

Les 14 sujets offraient :

5 cas de pieds-bots équins des deuxième et troisième degrés;
3 cas de pieds-bots varus au deuxième deré;
2 cas de pieds-bots équins varus;

6 cas de pieds-bots varus équins;

1 cas de pieds-bots talus.

Améliorés :

1 cas d'ankylose incomplète du genou;

2 cas d'excurvation tuberculeuse des vertèbres;

2 cas de rachitisme à la deuxième période, avec courbure des membres inférieurs.

Il y a encore dans le service :

1 cas de torticolis musculaire ancien qui touche à la guérison;

2 cas de torticolis récens composés qui touchent à la guérison;

2 cas de déviation musculaire de l'épine préparés pour l'opération;

1 cas de luxation congéniale des deux fémurs, dont un côté réduit (1);

1 cas de déviation essentielle du genou en voie de guérison;

1 cas de pied-bot varus équin en voie de guérison;

1 cas de pied-bot varus équin extrème amélioré;

1 cas de difformité générale dont le traitement va commencer.

Voilà le chiffre brut du mouvement de notre service et des résultats que nous avons obtenus depuis quatre mois qu'il nous a été confié. Rappelons en peu de mots les principales circonstances qui se sont offertes dans le traitement de ces 31 sujets.

Et d'abord, nous nous sommes principalement arrêtés aux difformités dont le traitement pouvait être de peu de durée, et permettre l'emploi immédiat des moyens chirurgicaux. Le nombre des lits est très restreint; il fallait des résultats prompts pour les varier autant que l'exigeait notre enseignement. De plus, nous voulions vous offrir la confirmation expérimentale de nos principes thérapeutiques. Nous nous sommes donc renfermés de préférence dans le traitement des pieds-bots. Vous savez déjà le nombre de cas que nous avons eu à traiter, tous ces cas ont guéri: des trois sujets dont le traitement n'est pas terminé, deux sortiront très prochainement radicalement guéris, le troisième guérira certainement aussi, quoique le pied-bot dont il est atteint réalise l'idéal de toutes les difficul-

---

(1) La réduction de l'autre côté a été opérée publiquement depuis.

tés à vaincre. Ces différens cas de pieds-bots nous ont donné l'occasion de pratiquer 54 opérations, dont

> 17 cas de section du tendon d'Achille;
> 12 cas de section du jambier antérieur;
> 3 cas de section du jambier postérieur;
> 1 cas de section de l'extenseur commun des orteils;
> 4 cas de section de l'extenseur propre du gros orteil;
> 1 cas de section du péronier antérieur;
> 3 cas de section du fléchisseur commun des orteils;
> 3 cas de section du fléchisseur propre du gros orteil;
> 2 cas de section de l'abducteur du gros orteil;
> 3 cas de section du court fléchisseur des orteils;
> 5 cas de section de l'aponévrose plantaire.

Total, 54 opérations.

Vous le voyez, Messieurs, nous avons fait la section des tendons de tous les muscles de la jambe et du pied, à l'exception des péroniers latéraux. Nous avions fait précédemment la section de ces derniers un grand nombre de fois, et nous aurons occasion de la répéter prochainement sur une des malades du service (1). Conformément à nos principes, nous avons attaqué chaque variété du pied-bot, et chacun des élémens de déformation qu'il renfermait, par la section du tendon du muscle tenant cette forme sous sa dépendance. Jamais nous n'avons failli à la règle, et toujours la règle a été confirmée par l'expérience; c'est-à-dire que vous avez vu successivement disparaître les différens élémens de chaque difformité au fur et à mesure des sections des tendons, et avec le concours accessoire des autres moyens. Là où mes prédécesseurs se bornaient à rétablir la *direction* normale du pied par la section du tendon d'Achille, nous avons travaillé à la restauration complète de ses *formes,* à la disparition des *courbures* de la voûte plantaire, de l'*abduction* forcée du pied, de la *courbure* sur son bord interne, de la *sub-luxation* des orteils, de la *torsion* et du *rabougrissement* du pied, tous élémens

____

(1) Cette opération a été pratiquée depuis avec dix autres sections de tendon le même jour chez le même sujet.

dont on méconnaissait avant nous la cause et le mécanisme de production, et dont on négligeait plus encore le traitement. Nous avons eu souvent le bonheur de voir se dissiper ces formes, ces complications du pied-bot composé, comme la direction vicieuse du pied, son extension permanente disparaissaient auparavant par la section du tendon d'Achille.

Nous ne chercherons pas à déterminer la part active qu'ont eue dans la production de ces résultats les moyens auxiliaires du traitement, tels que les *manipulations*, les *bandages*, le *plâtre coulé*, ou les *machines*. Chacun de ces moyens a eu son degré d'utilité; car parmi les cas de pieds-bots que nous avons traités sous vos yeux, il n'en est peut-être pas un où ces différens moyens n'aient été associés, et n'aient rendu, chacun dans sa limite d'action, des services signalés. Vous avez vu dans plusieurs cas les manipulations, après la section des tendons, corriger presque instantanément des déformations dont les élémens actifs venaient de disparaître; nous les avons réduites à peu près comme on l'aurait fait d'une luxation ancienne. Les cas de cette catégorie constituaient, ou les pieds-bots récens, ou les pieds-bots peu prononcés. D'autres cas ont offert des résistances d'un autre ordre et à des degrés plus marqués; alors les bandages, les machines, le plâtre coulé. Les services spéciaux rendus par ce dernier moyen méritent de vous être rappelés, parce que le plâtre coulé ne peut être suppléé par rien. Quand la difformité était trop considérable; quand les résistances accessoires empêchaient la main et les machines de profiter du bénéfice de la section des tendons; quand la peau trop délicate des jeunes sujets ne pouvait presque pas supporter de pression mécanique sans souffrir, sans s'enflammer, sans menaces d'escarres; eh bien ! le plâtre coulé, en distribuant des pressions égales sur tous les points du membre; en retenant et concentrant sur toute sa surface les vapeurs bienfaisantes de la peau, ramollissait les résistances, et réparait les dommages causés par les machines à la trop grande susceptibilité des tégumens, et établissait des conditions plus favorables à leur réapplication. Ces circonstances se sont reproduites plusieurs fois pendant le traitement des formes compliquées et extrêmes du pied-bot varus équin, chez des enfans de deux à quatre ans.

La diversité des formes n'a pas seulement entraîné la diversité des moyens, elle a produit et expliqué tout à la fois les différences de durée et de résultats du traitement. Terme moyen, le traitement du pied-bot a demandé dans les 19 cas qui ont été traités sous vos yeux, quatre semaines environ. Les traitemens les plus courts ont été de quinze et vingt jours; les plus longs de trois mois. Mais je vous ai fait remarquer souvent qu'il existe des conditions bien déterminées qui font varier la durée du traitement. En première ligne, ce sont, non pas les degrés de la difformité, mais sa complexité et son ancienneté; ainsi, les cas de pied équin simple ou presque simple (et vous savez ce que j'entends par pied-bot *simple* et pied-bot *composé*), au plus haut degré, ont cédé dans l'espace de six à sept semaines; au contraire des pieds équins composés, à un moindre degré, ont cédé plus lentement et même n'ont pas cédé rigoureusement dans tous les élémens de la déformation. Vous vous rappelez surtout les cas de pied-équin et de varus équin dans lesquels la rétraction occupait la généralité des muscles de la jambe et du pied; outre qu'elle donnait au pied des *directions* vicieuses, exagérées et résistantes, elle lui imprimait, ainsi que je l'ai déjà rappelé, des *formes* anormales multiples, des courbures, des torsions de ses faces et de ses bords, des flexions des orteils dans deux sens à la fois; d'où cette courtesse, ce rabougrissement, cet élargissement du pied si caractéristique de la véritable origine du pied-bot, et qui seule aurait pu faire dévoiler l'essence de sa cause. Eh bien! dans ces cas, nous avons obtenu des résultats plus lents et moins complets; c'est-à-dire que nous avons bien rétabli les *directions* normales, mais non toujours et complètement les *formes* normales. Toutefois, si la sévérité de nos observations nous oblige à reconnaître cette imperfection de nos résultats, il nous est permis de vous rappeler, qu'avant nous personne ne s'était préoccupé de ces accidens si variés et si multiples du pied-bot composé, et que si nos moyens n'ont pas toujours réussi à les résoudre complètement, dans toute la rigueur du mot, personne au moins n'avait encore essayé de les combattre. Vous avez vu maintes fois, et vous le verrez souvent dans l'exposé de nos recherches sur les autres difformités, que le bénéfice d'une analyse délicate et sévère n'a quelquefois que ce triste résultat, en nous révélant des élémens nouveaux du mal, de nous révéler en même temps l'impossibilité radicale de les atteindre.

J'ai encore à arrêter un instant votre attention sur les cas de torticolis ancien et récent dont le traitement a été appliqué sous vos yeux. Vous savez maintenant que ces deux phases de la difformité expriment deux états pathologiques très différens du système musculaire, lesquels appellent deux méthodes très différentes de traitement. Déjà nous avons eu l'occasion de vous faire remarquer, en analysant les différentes phases de la rétraction musculaire, que la *contracture* constitue un état très différent de la *rétraction*, et nous avons insisté sur cette distinction importante, que personne n'avait faite avant nous. Or, la contracture, tant qu'il n'y a que contracture, c'est le raccourcissement spasmodique du muscle, c'est le plissement permanent de ses fibres sans altération notable de sa texture, de manière qu'en étendant le muscle contracturé, on lui rendrait tous ses caractères normaux. La rétraction, au contraire, c'est cet état de raccourcissement produit d'abord par la contracture, mais dans lequel la texture du muscle a subi consécutivement des altérations profondes, en raison de sa tension extrême et de son immobilité prolongée, altérations qui donnent à sa texture la consistance fibreuse et graisseuse, suivant les lois que j'ai établies pour ces deux espèces de transformation. Cette distinction entre la contracture et la rétraction n'est donc pas nominale : elle est essentielle, elle exprime deux états foncièrement différens et qui appellent, vous ai-je souvent dit, deux systèmes de traitement différens. La simple contracture permet d'espérer l'allongement immédiat du muscle par les moyens propres à l'effectuer : l'extension, le massage, les frictions, etc.; tandis que la véritable rétraction, le raccourcissement avec dégénérescence fibreuse, implique l'impossibilité du retour des muscles à la longueur normale, ou l'impossibilité d'une élongation mécanique suffisante, par conséquent appelle le secours de l'instrument tranchant. Aussi les difformités récentes par contracture, les torticolis, les flexions des membres peuvent-elles être souvent traitées avec succès par les moyens mécaniques et médicaux, et les difformités anciennes par rétraction réclament-elles de toute nécessité les moyens chi·

rurgicaux. Nous avons appliqué cette distinction sous vos yeux au traitement du torticolis récent et ancien, et l'expérience a pleinement confirmé les prévisions de la théorie, ou plutôt, Messieurs, l'expérience avait elle-même formulé, sous mes yeux, ces distinctions toutes pratiques, avant que je m'en rendisse compte par la théorie. Parmi les moyens qui m'ont paru propres à favoriser la résolution de contracture musculaire récente, je citerai les frictions avec la pommade stibiée : l'éruption que cette pommade détermine m'a paru souvent préparer le succès de l'extension extemporanée, et dans trois cas que j'ai traités sous vos yeux par cette méthode, le redressement de la tête a paru intimement lié au développement des pustules. De simples bandes faisant contre-extension, roulées autour de la tête et attachées en sens inverse aux barres du lit, ont suffi pour maintenir le redressement produit avec la main.

Quant au cas de torticolis ancien que nous avons eu à traiter, il est arrivé à un point très voisin de la guérison la plus parfaite, et vous savez ce que nous entendons par ces mots : nous y comprenons la disparition d'un élément qui n'avait pas été signalé avant nous, de *l'inclinaison inverse de la colonne cervicale sur la colonne dorsale,* qu'il ne faut pas confondre avec la scoliose, inclinaison que nous avons non seulement trouvée chez tous nos malades, mais chez tous les sujets qui avaient déjà été traités de leur difformité, et qui étaient regardés de bonne foi comme guéris par les personnes qui avaient fait la section des muscles rétractés.

Nous n'insistons pas sur plusieurs autres opérations, telles que la section des biceps, demi-tendineux, demi-membraneux, droit interne, couturier, etc, pratiquées pour des difformités du genou et de la hanche. L'examen de ces opérations et des difformités qui les nécessitent fera partie des conférences que nous reprendrons au printemps prochain. Nous ajouterons seulement, comme renseignement statistisque, que pendant les quatre mois qui se sont écoulés depuis l'ouverture du service, nous avons eu à pratiquer sous vos yeux 68 opérations de sections de tendons et de muscles, dont aucune n'a été suivie du plus petit accident, et dont toutes par conséquent sont venues démontrer, avec plus de 400 cas d'opérations

analogues que j'ai pratiquées depuis quatre ans, la vérité de notre théorie générale des *plaies sous-cutanées*, et confirmer les avantages que nous
avons attribués à cette méthode.

QUATRIÈME PARTIE. — APPLICATIONS GÉNÉRALES.

Tels sont, Messieurs, les résultats les plus généraux du triple enseignement que nous venons de résumer devant vous. Ces résultats
ne vous ont été montrés jusqu'ici que dans leurs rapports avec la
science des difformités et l'art de les guérir. Il me resterait à fran-
chir le cercle dans lequel nous nous sommes circonscrits, pour vous si-
gnaler les applications qui peuvent être faites de nos études et de nos
recherches, spéciales en apparence, à la science générale des maladies.
Je vous l'ai dit, en effet, le jour de l'ouverture de ces conférences, il
n'y a point de science spéciale, il n'y a que des hommes spéciaux. Je
devrais donc, pour motiver cette opinion, vous montrer comment nos premières recherches, élevées à leur signification la plus générale, peuvent
concourir à l'avancement de la médecine, comme elles ont l'espoir d'avoir
servi aux progrès de la branche spéciale à laquelle elles appartiennent.
Pour justifier cette opinion en principe, il suffirait de vous rappeler ce que j'en ai dit à l'ouverture de ces conférences. Ce jour-là je vous
ai indiqué quelques-uns des résultats de la généralisation de nos observations les plus spéciales : nos quatre premiers mois d'étude ne peuvent
avoir accru de beaucoup la somme de ces applications; cependant je vais
essayer de vous montrer dans l'histoire du pied-bot et du rachitisme, et
dans les applications pratiques auxquelles nous nous sommes livrés, les
points par lesquels ces études et ces applications peuvent éclairer la science
et l'art en général.

Vous le savez, Messieurs, plusieurs fois dans le cours de ces conférences, je vous ai rappelé la loi que j'ai établie, de la corrélation des
causes essentielles des difformités avec les déformations qui les traduisent,
et *vice versâ;* cette loi pose en principe que :

« *Les causes essentielles des difformités possèdent une telle spéci-*

ficité d'action à l'égard des déformations auxquelles elles donnent naissance, qu'on peut en général, par la difformité, diagnostiquer la cause, et par la cause déterminer la difformité (1). »

Cette loi, je l'ai appliquée à la détermination du pied-bot et du rachitisme. Elle a trouvé, si je ne me trompe, dans ces deux applications une confirmation complète. La rétraction musculaire peut être lue dans chacun des caractères généraux et spéciaux du pied-bot ; partout elle s'y révèle par les rapports intimes de chacun de ses élémens avec les élémens de la difformité qu'ils engendrent. On peut donc dire que la cause essentielle du pied-bot est matériellement imprimée et spécifiquement empreinte dans chacun de ses produits, et l'on peut ajouter que chacun de ses produits révèle toute la spécificité de son origine. Il en est de même du rachitisme. Il est inutile de vous rappeler ces rapports si nombreux, si intimes, si complexes, et pourtant si bien accusés de la maladie rachitique, avec les déformations du squelette qu'elle entraîne. Vous avez vu d'abord que toutes ces déformations ont des rapports généraux communs avec la maladie; vous avez vu ensuite que partout, dans toutes les parties du squelette, ce sont toujours les mêmes points des os qui sont courbés, violentés; que ces points d'élection de la déformation ont leur raison nécessaire dans le mode d'action de la maladie sur certains points du tissu osseux; que la forme, l'étendue, le siége, le genre de la déformation sont intimement liés, non seulement avec la nature de la maladie, mais encore avec chacun des élémens de causalité secondaire et immédiate qui complètent son action en lui servant d'intermédiaire ; en sorte que la déformation rachitique est non seulement la traduction générale de la maladie, mais la traduction simultanée et collective de tous les élémens de causalité secondaire dont elle est environnée. Voilà, si je ne me trompe, la vérification et la signification pratique d'un principe de la pathologie générale des difformités. Jusqu'à ce que les applications

---

(1) Rapport sur le concours pour le grand prix de chirurgie de l'Académie des sciences, pag. 17, 1837.

et les vérifications de ce principe eussent été réalisées, je me suis abstenu d'en montrer la signification la plus générale. Et cependant combien ce principe de la spécificité des effets, subordonné à la spécificité des causes, est loin de se circonscrire dans le champ où il est né ! Cette loi de corrélation nécessaire, expérimentale, des causes avec les effets, et des effets avec les causes, est applicable à toutes les maladies. Le pied-bot et le rachitisme sont deux maladies, aux mêmes titres que toutes celles qui occupent le cadre nosologique; avec cette différence que la science saura désormais à quelles formes précises, à quels phénomènes distincts, c'est-à-dire à quels effets déterminés elle réservera la dénomination de piedbot, et à quel phénomène primitif elle rapportera cette collection si variée de phénomènes secondaires, constituant les variétés de la difformité; finalement, avec cette différence qu'elle ne confondra plus le pied-bot avec d'autres difformités du pied, d'origine différente, comme elle ne confondra plus toutes les déviations de l'épine, toutes les difformités du thorax, les altérations tuberculeuses des vertèbres, les manifestations diverses des scrofules, et enfin les différentes espèces d'ostéomalacies avec le véritable rachitisme. Le pied-bot et le rachitisme, comme nous les avons spécifiés, sont deux états morbides définitivement déterminés, et ils sont, en tant que manifestations morbides, analogues à toutes les maladies possibles par leurs caractères, par leurs variétés, par leurs différens ordres de causes, par les différens modes d'association de ces divers élémens, en un mot, par toutes les conditions d'existence et de manifestation, de manière qu'on peut appliquer à chacune d'elles le bénéfice des méthodes de détermination plus sévères et plus fructueuses que nous avons essayé d'appliquer au pied-bot et au rachitisme. La seule différence qu'il y ait, c'est que, d'un côté, les faits sont plus matériels, plus fixes dans chacun de leurs élémens, et plus distincts dans chacune de leurs combinaisons; enfin, ils sont plus saisissables, mieux analysables; de l'autre côté, c'est-à-dire du côté des maladies ordinaires, les faits ont des élémens plus complexes, plus mobiles, moins matériels, moins distincts et par conséquent beaucoup plus difficiles à déterminer. Toutefois, ces différences ne portent pas sur le fond, elles ne constatent qu'un fait, la moins

grande fixité, la moins grande matérialité des phénomènes et, par conséquent, une plus grande difficulté d'observation et de détermination ; mais
cette difficulté n'implique nullement l'impossibilité d'étendre à toutes les
maladies les avantages qui pourraient résulter des procédés logiques, employés avec succès dans l'étude du pied-bot et du rachitisme. Nous nous
bornons aujourd'hui à ces simples indications, présentées plutôt comme
des espérances que comme des résultats. Quand les esprits seront bien
pénétrés du sens général de nos travaux, peut-être suivront-ils nos erre-
mens, peut-être chercheront-ils dans la foule des maladies désignées
sous les noms vagues et collectifs de *pneumonies*, de *gastrites*, de *fièvres
graves*, de *méningites*, d'*encéphalites*, etc., des espèces morbides mieux
déterminées ; peut-être chercheront-ils à débrouiller ce chaos d'oppositions, empiriquement confondues sous des dénominations arbitraires, et
à faire le départ des affinités et des différences réelles, en un mot, à leur
appliquer notre loi de subordination nécessaire des formes déterminées
des effets à la nature essentielle des causes.

La conséquence de ces principes scientifiques pour l'art, c'est que lorsque les causes essentielles des maladies seront mises en présence de leur
caractéristique propre, et réciproquement lorsque la caractéristique propre
de chaque maladie sera rigoureusement rapportée à sa cause essentielle,
le traitement des maladies ne sera qu'un corollaire toujours facile, du
moins quant à la distribution méthodique des moyens, laquelle ressortira
presque d'elle-même de la véritable notion scientifique de la maladie. Or
que sera-ce, sinon une application de ce que nous avons fait pour le traitement du pied-bot et du rachitisme. Pour cela, je le répète, on devra par-
venir à dégager les véritables espèces morbides des assemblages hétéro-
gènes où leur physionomie propre est complètement défigurée, et on n'y
parviendra qu'en leur appliquant la loi de corrélation des causes essentielles avec leurs effets propres.

Voilà, Messieurs, le sens spécial et général de la première série de nos
conférences. Ai-je besoin d'insister pour en faire ressortir le caractère
d'unité et de continuité ; n'avons-nous pas suffisamment indiqué les rapports que doivent avoir ces premiers essais avec la suite de notre ensei-

gnement? N'avons-nous pas vu à chaque pas que ce que noùs vous disions de la difformité analysée dans le pied-bot, de la maladie étudiée dans le rachitisme, ne sont que des applications de vues et de principes qui domineront toute l'histoire des difformités, et ne constituent en quelque façon que l'ébauche et le point de départ de nos travaux ultérieurs? Enfin n'avons-nous pas eu soin de vous faire remarquer à chaque instant les rapports généraux que présente l'étude des difformités avec l'étude générale des maladies? Certes je n'ai pas la prétention, Messieurs, d'avoir en aussi peu de temps rempli toutes mes promesses; d'avoir justifié toutes mes prévisions; la carrière est à peine ouverte; il me suffit de vous en avoir montré la direction et l'issue lointaine; toutes mes prétentions ne vont pas au-delà! Heureux si j'ai pu vous faire entrevoir ce qui pourra résulter de l'ensemble de nos recherches pour l'avenir de la science; heureux si je suis parvenu à vous faire espérer avec moi, que la jeune et intéressante branche à laquelle nous nous sommes voué réflétera un jour quelque lumière sur l'antique édifice de notre belle médecine!

FIN.

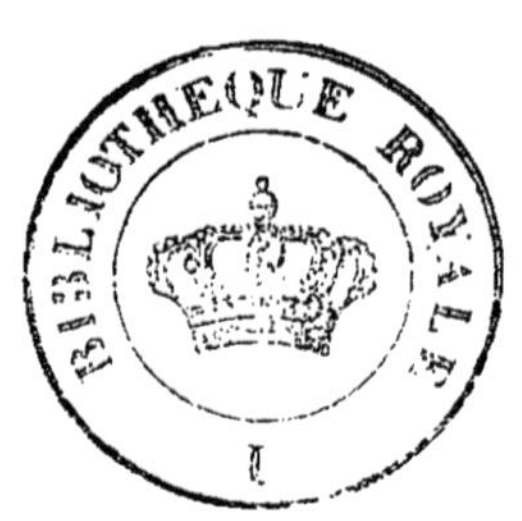

9 782019 267452